ISBN 978-3-662-42310-3 ISBN 978-3-662-42579-4 (eBook)

DOI 10.1007/978-3-662-42579-4

Das Veterinärwesen einschließlich einiger verwandter Gebiete in Frankreich.

Nach Berichten
von Dr. Hailer, früherem landwirtschaftlichen Sachverständigen beim Kaiserlich deutschen Konsulat in Paris, und anderen Quellen

bearbeitet durch

Geh. Regierungsrat **Wehrle,**
Mitglied des Kaiserlichen Gesundheitsamts.

Tierärztliches Personal.

A. Organisation der Veterinärbehörde.

Das Veterinärwesen in Frankreich untersteht dem Landwirtschaftsministerium und bildet nach der Ministerialverfügung vom 21. Oktober 1911 die erste Abteilung der „Direction des Services Sanitaires et Scientifiques et de la Repression des Fraudes". Diese Abteilung hat sich besonders mit dem tierärztlichen Unterrichtswesen und dem tierärztlichen Dienste, soweit er sich auf die Gesundheitspolizei erstreckt, zu befassen.

Die technische Ueberwachung des Viehseuchendienstes im Lande sowie diejenige des tierärztlichen Grenzdienstes ist der „Inspection des Services Sanitaires vétérinaires" übertragen. Sie setzt sich zusammen aus sechs Generalinspektoren, von denen einer der Leiter dieses Dienstes ist. Die Anstellung und Besoldung der Generalinspektoren ist geregelt durch die Präsidial-Verordnung vom 29. November 1901[1]). Die Generalinspektoren sind auf Grund eines vom Landwirtschaftsminister festgesetzten Wettbewerbes zu ernennen und steigen durch fünf Rang- und Gehaltsklassen von einem Gehalte von 6000 bis 10000 Fr. mit mindestens je dreijähriger Dienstzeit auf. Der Leiter der Inspektion wird vom Landwirtschaftsminister unter den Generalinspektoren oder den älteren Fachprofessoren der drei tierärztlichen Landeshochschulen ausgewählt und erhält einen Funktionszuschuß bis zu 2000 Fr.

Der Inspektion des Veterinärdienstes ist ein veterinärpolizeiliches Laboratorium unterstellt, dessen Aufgabe sich auf Studien zur Vorbeuge von Viehseuchen erstreckt. Es umfaßt 1. eine Kontrollabteilung, die beauftragt ist mit der Hilfeleistung bei der Feststellung von Tierseuchen sowie mit der Prüfung und Erprobung von Arzneimitteln; 2. eine Abteilung für Tierseuchenforschung. Das Laboratorium hat zwei Abteilungsvorsteher und drei Personen als Hilfsarbeiter. (Verordnung vom 19. September 1912.)

Als technischer Beirat in Veterinärangelegenheiten ist dem Landwirtschaftsminister das „Comité consultatif des Epizooties" beigegeben, dessen Zusammensetzung durch Verfügung vom 21. April 1912[2]) geregelt ist. Es besteht aus 18 Beamten (der einschlägigen Ministerialabteilungen, des tierärztlichen Unterrichts und den sechs Generalinspektoren), ferner aus 15 vom Landwirtschaftsminister zu ernennenden Mitgliedern (Senatoren, Deputierten, Spezialisten) und besitzt eine ständige in Funktion befindliche Abteilung (Section permanente) unter dem Vorsitz seines Vizepräsidenten.

B. Geprüfte Tierärzte. Tierärztliche Bildungsanstalten.

Die Anzahl der mit einem Prüfungszeugnis einer der drei tierärztlichen Hochschulen des Landes versehenen Tierärzte belief sich nach dem Stande von 1911/12 in den 87 französischen Departements auf 3525. Hiervon sind etwa 100 abzurechnen, die ihren Beruf als Tierarzt nicht ausüben.

Die Verteilung dieser Tierärzte auf die Departements ist sehr ungleichmäßig. Sie steht nicht immer im Einklang mit der Viehhaltung der betreffenden Gebiete,

---

[1]) Veröffentl. d. Kaiserl. Gesundheitsamts 1912, S. 511. — [2]) Desgl. S. 1056.

sondern scheint sich mehr nach deren Reichtum und landwirtschaftlich fortgeschrittenen Entwickelung zu richten. Besonders groß ist die Zahl der praktischen Tierärzte in Paris und Umgebung. Im Seine-Departement haben 221 ausübende, nichtbeamtete Tierärzte ihren Wohnsitz, ihm folgen mit 146 Tierärzten das Departement Nord, mit 110 Tierärzten das Departement Gironde.

Es lassen sich in Frankreich besonders zwei Gebiete unterscheiden, in denen die Tierärzte dicht gedrängt wohnen, während sie im übrigen Lande nur spärlich ansässig sind. Das eine dieser Gebiete ist der ganze nordöstliche Teil von Frankreich mit den nahe an Paris gelegenen Departements einschließlich des normännischen Küstenstrichs und der nordöstlichen Grenzbezirke, insgesamt 28 Departements mit allein fast der Hälfte (1745) der in Frankreich vorhandenen nichtbeamteten Tierärzte.

Das andere Gebiet umfaßt den Südwesten Frankreichs am Laufe der Garonne und an den beiden benachbarten Küsten. Hier sind in 18 Departements 951 praktische Tierärzte vorhanden. Auf die übrigen 41 Departements, also fast die Hälfte Frankreichs, kommen nur die noch bleibenden 829 Tierärzte.

Die Ausbildung der französischen Tierärzte erfolgt in den drei staatlichen tierärztlichen Hochschulen: Alfort bei Paris, Lyon und Toulouse.

Das Studium dauert vier Jahre. Der Studiengang ist den Studierenden vorgeschrieben. Der Besuch der Vorlesungen ist obligatorisch und wird überwacht. Die Hochschulen sind Internate mit Zulassung von Halbpensionären und Externen. Die Internen haben für die Pension und das Studium 600 Fr. jährlich (in drei Raten) zu bezahlen; die Halbpensionäre, die im Institute nur ihre Mittagsmahlzeit einnehmen, bezahlen 400, die Externen 200 Fr. jährlich. Die Ausgaben, die jeder Studierende dem Staat verursacht, belaufen sich jährlich etwa auf 2480 Fr. für jeden Internen, 2170 Fr. für den Halbpensionär, 1950 Fr. für den Externen. Die Zahl der Studierenden betrug 1912 in Alfort 188, Lyon 109, Toulouse 133, in ganz Frankreich somit 430, worunter nur 21 Halbpensionäre und 9 Externe. Eine Anzahl Freistellen und Beihilfen können vom Landwirtschaftsministerium für unbemittelte Studierende, welche gute Zeugnisse aufweisen, erteilt werden. Sie werden immer nur für ein Jahr vergeben und müssen alljährlich neu erworben werden. Die Halbpensionäre und Externen müssen zwischen 8 Uhr morgens und 5 Uhr abends im Institute anwesend sein, falls nicht der Unterricht ihre längere Anwesenheit verlangt. Die Externen dürfen lediglich zur Einnahme der Mittagsmahlzeit das Institut verlassen. Studierende, die länger als 36 Stunden unentschuldigt ausbleiben, werden aus den Listen gestrichen. Die Internen bedürfen zu jeglichem Verlassen des Instituts besonderer Erlaubnis. Die gewöhnlichen Ausgangstage sind die Donnerstage sowie die Sonn- und Feiertage. Die Studierenden trugen früher Uniform, neuerdings ist jedoch die Kleidung freigegeben und lediglich im Institute selbst das Tragen einer schwarzen Tuchmütze vorgeschrieben, deren Goldstreifen durch ihre Anzahl (1 bis 4) das Studienjahr des Schülers anzeigen.

Die Zulassung zur Tierärztlichen Hochschule ist abhängig von einer mündlichen und schriftlichen Aufnahmeprüfung, die nur Realfächer (ohne Fremdsprachen) umfaßt. Die Vorbildung der Zugelassenen, die nicht älter als 25 Jahre sein dürfen, muß etwa derjenigen der Absolventen einer Realschule entsprechen. Junge Leute, die das Abgangszeugnis des „Institut agronomique“ oder einer der drei Landwirtschaftsschulen des Landes besitzen, werden, falls sie die verlangte Realvorbildung nachweisen, ohne Aufnahmeprüfung zugelassen. Ausländer mit genügender Sprachkenntnis können, soweit Platz vorhanden ist, ebenfalls ohne Aufnahmeprüfung zugelassen werden, wenn sie durch die diplomatische Vertretung ihres Landes vorgestellt werden und die entsprechende Vorbildung in ihrer Heimat nachweisen. Sie bezahlen die gleichen Preise wie die Franzosen, haben jedoch keinen Anspruch auf eine Approbation und die damit verbundene Berechtigung zur Ausübung der tierärztlichen Praxis in Frankreich. Sie erhalten nur eine Bescheinigung über erfolgreichen Besuch der Hochschule.

Die Studierenden werden, soweit möglich ihren Wünschen entsprechend, auf die drei Hochschulen wie folgt verteilt: Alfort $^3/_7$, Lyon und Toulouse je $^2/_7$.

Der Unterricht ist an allen drei Veterinär-Hochschulen gleichartig und auf zehn Lehrstühle mit je einem Professor und einem „chef des travaux“ verteilt, von denen zwei die Naturwissenschaften, acht die verschiedenen Spezialgebiete der Veterinärwissenschaft umfassen.

Der Unterrichtsstoff ist nach dem für alle drei tierärztlichen Hochschulen gleichmäßigen Lehrplan folgendermaßen auf die vier Studienjahre verteilt;

1. Jahr.	Insgesamt in 200 Stunden, davon:
Beschreibende Anatomie (I. Teil) . . .	„ 29 „
Formen des Pferdes	„ 20 „
Physik	„ 22 „
Chemie und Giftkunde	„ 58 „
Botanik	„ 33 „
Zoologie	„ 38 „

2. Jahr.	Insgesamt in 192 Stunden, davon:
Beschreibende Anatomie (II. Teil) . . .	„ 30 „
Physiologie	„ 60 „
Allgemeine Heilkunde	„ 25 „
Embryologie und Histologie	„ 32 „
Heilmittellehre	„ 9 „
Arzneikunde	„ 5 „
Allgemeine Pathologie	„ 25 „

3. Jahr.	Insgesamt in 216 Stunden, davon:
Pathologische Anatomie. Kadaverschau .	„ 48 „
Medizinische Pathologie (I. Teil) . . .	„ 30 „
Chirurgische Pathologie (I. Teil)	„ 27 „
Pathologie des Rindes mit angewandter spezieller Operationsheilkunde (I. Teil).	„ 28 „
Geburtshilfe	„ 27 „
Beschlagkunde	„ 9 „
Operationsheilkunde	„ 22 „
Hygiene	„ 25 „

4. Jahr.	Insgesamt in 222 Stunden, davon:	
Medizinische Pathologie (II. Teil) . . .	„ 30	„
Chirurgische Pathologie (II. Teil) . . .	„ 27	„
Pathologie des Rindes (II. Teil)	„ 25	„
Seuchen-Pathologie, Gesundheitspolizei . .	„ 60	„
Handelsgesetzgebung, gesetzliche Heilkunde	„ 19	„
Fleischbeschau	„ 6	„
Tierzucht	„ 55	„

Der Jahreskursus beginnt am 15. Oktober, zum Übergang in einen höheren Kursus bedarf es der Ablegung einer Prüfung, die, wenn nicht bestanden, nur einmal wiederholt werden darf. Zur Abgangsprüfung können auch Studierende zugelassen werden, die nach dreijährigem Studium die Hochschule während einiger Jahre (bis zu fünf) verlassen haben. Nach bestandener Abgangsprüfung wird vom Landwirtschaftsministerium ein tierärztlicher Approbationsschein erteilt; künftighin soll jedoch an dessen Stelle das tierärztliche Doktordiplom (docteur en médecine vétérinaire) treten.

An den drei tierärztlichen Hochschulen wurden junge Veterinäre approbiert:

Im Jahre:	In Alfort:	In Lyon:	In Toulouse:	Insges. in Frankreich:
1908	60	24	43	127
1909	43	34	31	108
1910	75	36	36	147
1911	57	35	35	127
1912	44	27	35	106

Die in den Jahren 1911 bezw. 1912 approbierten jungen Veterinäre sind in der statistischen Aufstellung der geprüften Tierärzte noch nicht mitgezählt.

Das Diplom als Tierarzt befreit nicht von der dreijährigen Dienstpflicht im Heere, jedoch werden die Diplominhaber nach Ableistung einer Fachprüfung in ihrem zweiten Militärdienstjahr als Hilfsveterinäre verwendet. Nach Ableistung dreier Reserveübungen können sie alsdann zu Veterinären der Reserve befördert werden.

C. Beamtete Tierärzte.

In jedem Departement, außer dem der Seine, versieht ein Departementstierarzt den amtlichen Veterinärdienst. Die Zahl dieser beamteten Tierärzte beträgt somit 86. Im Departement Nord sind dem Departementstierarzt zwei beamtete Tierärzte (vétérinaires départementaux adjoints) beigeordnet, und im Departement Bouches-du-Rhône sind für den Viehkontrolldienst im Marseiller Hafen sieben beamtete Tierärzte (ein Oberinspektor und sechs Inspektoren) angestellt.

Das Seine-Departement besitzt einen besonders ausgedehnten Veterinärdienst, der wie folgt organisiert ist: Unter einem Departementstierarzt stehen 65 beamtete Tierärzte, die auf fünf Abschnitte der Stadt Paris und der anstoßenden Bannmeile verteilt sind. Jeder Abschnitt wird von einem Kontrolltierarzt (vétérinaire délégué controleur) beaufsichtigt. Die ihnen unterstellten Sanitätstierärzte verteilen sich folgendermaßen auf die fünf Stadtbezirke:

I. Stadtbezirk (Zentralmarkthallen und sechs Arrondissements des Stadtzentrums) 18 Tierärzte, wovon zwei beigeordnet (vétérinaires délégués adjoints).

II. Stadtbezirk (fünf Arrondissements einschließlich des Schlachthofs in Vaurigard und 22 Vororte), zehn Sanitätstierärzte, wovon einer beigeordnet.

III. Stadtbezirk (fünf Arrondissements und 23 Vororte) neun Sanitätstierärzte.

IV. Stadtbezirk (mit Viehmarkt und Zentralschlachthof La Villette und 14 Vororte) 17 Sanitätstierärzte, wovon zwei beigeordnet.

V. Stadtbezirk (drei Arrondissements und 17 Vororte) sechs Sanitätstierärzte.

Der Departementstierarzt des Seine-Departements wird vom Landwirtschaftsminister unter den Sanitätstierärzten des Departements nach dem Vorschlag des Polizeipräfekten ausgewählt. Der Staatszuschuß für dieses Departement ist derselbe wie für die übrigen (siehe unten).

Die Gesamtzahl der beamteten Tierärzte im äußeren Dienste belief sich sonach 1911/12 einschließlich der sechs Generalinspektoren auf 167.

Weitere Tierärzte sind amtlich tätig als Dozenten an den drei staatlichen Veterinärhochschulen und im Gestütsdienste. Die drei Veterinärhochschulen unterstehen einem Generalinspektor mit dem Sitz in Paris. Sie zählen je zehn Professoren, wovon einer Direktor, und zehn Assistenten.

Das tierärztliche Unterrichtswesen beansprucht also 60 Beamte, die meist Tierärzte sind; daneben steht noch eine wechselnde Zahl nicht fest angestellter, veterinärwissenschaftlich tätiger Kräfte zu Gebote.

An den 23 Hauptpferdedepots bezw. Gestüten sind 23 Tierärzte amtlich angestellt.

Die Armee zählt 466 Veterinärstellen, darunter einen Generalveterinär (mit dem Range eines Brigadegenerals), 14 „Vétérinaires principaux", 42 Vétérinaires-majors", 184 „Vétérinaires en premier", 226 „Vétérinaires en second (aides)".

Die Ausbildung der beamteten (Zivil- wie Militär-) Tierärzte ist zunächst dieselbe, wie diejenige der geprüften Tierärzte überhaupt. Sie haben eine der drei staatlichen Veterinär-Hochschulen zu besuchen und die vorgeschriebene Abgangsprüfung abzulegen.

Nach dem Gesetze, betr. die Bekämpfung von Viehseuchen, vom 12. Januar 1909 [1]) werden die Departementstierärzte vom Landwirtschaftsministerium ernannt. Die Ernennung erfolgt auf Grund einer besonders abzuleistenden Prüfung und auf den Vorschlag einer Prüfungskommission, bestehend aus 1. dem Ministerialdirektor für Landwirtschaft oder seinem Stellvertreter als Vorsitzendem, 2. dem Generalinspektor des Seuchendienstes der betreffenden Gegend, 4. dem Professor für Seuchenpolizei oder für Pathologie einer jeden der drei Veterinär-Hochschulen, 4. zwei vom Minister bestimmten Departementstierärzten, 5. zwei vom Conseil Général des betreffenden Departements gewählten Mitgliedern.

Der Minister bestimmt Ort (eine der Veterinär-Hochschulen) und Zeit der Prüfung und beruft die Prüfungskommission ein. Zugelassen zur Prüfung werden nur Tierärzte französischer Nationalität, die ihrer Militärpflicht genügt haben, mindestens 28 Jahre alt und vier Jahre im Besitze der tierärztlichen Approbation einer der drei

[1]) Veröffentl d. Kaiserl. Gesundheitsamts 1909, S. 401.

französischen Veterinär-Hochschulen sind. Die Anzahl der in der Praxis oder im Unterricht verbrachten Jahre ist bei der Beurteilung der Prüflinge mitbestimmend.

Die zur Zeit schon im Dienste stehenden Departementstierärzte wurden, soweit sie auf Grund einer Prüfung angestellt waren und auf Privatpraxis verzichteten, beibehalten. Die Departementstierärzte können zu Informationskursen oder besonderen Lehrgängen in den vom Minister bezeichneten Laboratorien herangezogen werden. Nach Ermessen des Ministers können sie ohne neue Prüfung von einem Departement in ein anderes versetzt werden. Es ist dem Departementstierarzt strengstens untersagt, für Besichtigung von Tieren Bezahlung anzunehmen; er darf weder tierärztliche Praxis noch irgend eine anderweitige öffentliche oder private Tätigkeit ausüben. Er darf in seinem Departement keine Kandidatur für den Gemeinderat, den Kreis- und Departementsausschuß oder das Parlament vor Ablauf zweier Jahre nach seinem Rücktritt vom Amte annehmen.

In das Budget des Landwirtschaftsministers werden jährlich 460000 Fr. eingestellt, die zur Bestreitung der Prüfungskosten und zu Besoldungsbeiträgen für die Departementstierärzte dienen sollen. Der Staat überweist an jedes Departement 5200 Fr., wovon 4000 Fr. als Dienstgehalt und 1200 Fr. Gebührnisse für Reisen im Seuchendienst bestimmt sind; er überläßt es dem Departement, das Gesamtgehalt seines beamteten Tierarztes zu bestimmen, verlangt aber mindestens einen Zuschuß von 1000 Fr. zu der vorstehend genannten Summe.

Der Departementstierarzt hat die Aufgabe 1. die Anwendung der Seuchengesetze zu sichern, 2. den Gesundheitszustand der Tiere zu überwachen und ansteckende Krankheiten durch die Hand des Präfekten dem Minister anzuzeigen, 3. die Tätigkeit der Sanitätstierärzte zu bestimmen und zu kontrollieren, 4. den Überwachungsdienst von Pferde- und Viehmärkten, öffentlichen und privaten Schlachthäusern, von Abdeckereien sowie die Fleischinspektion zu beaufsichtigen, 5. die Desinfektion des zum Viehtransport gebrauchten Eisenbahnmaterials und der Verladeeinrichtungen zu kontrollieren, 6. die zur Seuchenabwehr dienenden hygienischen Maßnahmen, Entdeckungen und vom Veterinärrat gutgeheißenen Methoden in die Praxis einzuführen und zu verbreiten.

Ein Ministerialerlaß, betreffend die Organisation des Dienstes zur Bekämpfung von Tierseuchen in den Departements, vom 3. April 1909 [1]) regelt die Ausführung obengenannter Aufgaben und enthält besondere Vorschriften über die Berichterstattung. Die vom Departementstierarzt kontrollierten Sanitätstierärzte haben diesem sofort über den Ausbruch und das Erlöschen einer Seuche nebst den von ihnen gemachten Beobachtungen und getroffenen Maßnahmen zu berichten, worüber vom Departermentstierarzt weiterberichtet und außerdem allmonatlich eine Krankheitsstatistik eingereicht wird. Ferner hat der Departementstierarzt alljährlich im Monat Januar unter Benutzung der ihm von den Sanitätstierärzten gelieferten Jahresberichte einen Generalbericht vorzulegen.

Die Sanitätstierärzte (vétérinaires sanitaires) sind auf die verschiedenen Kreise (Arrondissements) verteilt und in vielen Fällen als städtische Tierärzte tätig. In größeren Städten erhalten sie von diesen ihre Gebühren und üben dann keine Privat-

---

[1]) Veröffentl. d. Kaiserl. Gesundheitsamts 1909, S. 729.

praxis aus. Im ganzen aber ist die Zahl, die Stellung und die Besoldung der Sanitätstierärzte in den einzelnen Departements recht ungleichmäßig; sie sind in der auf S. 166 angegebenen Aufzählung zu den geprüften Tierärzten gerechnet.

Außerdem sind in 29 Departements in den 157 französischen Zollämtern 90 Tierärzte zur Erledigung des veterinär-polizeilichen und veterinär-sanitären Grenzdienstes bestimmt. Sie können ebenso wie die sechs Inspektoren in Marseille nicht zu den voll beamteten Tierärzten gerechnet werden, da sie ihre amtliche Tätigkeit nach Bedarf während bestimmter Bureauzeiten versehen, in der Hauptsache aber Privatpraxis ausüben. Sie sind bei der statistischen Aufstellung des tierärztlichen Personals den geprüften, aber nichtbeamteten Tierärzten zugerechnet.

Viehbestand.

A. Zahl der Tiere.

Der Viehbestand in Frankreich ist angeblich wesentlich geringer, als er bei den günstigen natürlichen Verhältnissen des Landes sein könnte. Das Ackerland umfaßt etwa 26 Millionen, das Wiesen- und Weideland rund sieben Millionen ha. Dazu kommt die große Fläche der Weinberge und Gärten, deren Abfälle der Viehhaltung zugute kommen können, und die Wälder, die, was in Frankreich auch vielfach üblich ist, der Viehhaltung nutzbar gemacht werden können.

Es wurden gezählt in den Jahren:

	1892	1907	1898-1907 durchschnittlich	1908	1909	1910
a) im ganzen						
Pferde	2 794 529	3 094 698	3 031 898	3 215 650	3 236 130	3 197 720
Maultiere	217 083	191 715	201 943	194 010	194 270	192 710
Esel	368 695	361 073	360 231	363 090	361 440	360 710
Rinder	13 708 997	13 949 722	14 156 800	14 239 730	14 297 570	14 532 030
Schafe	21 115 713	17 460 284	18 942 135	17 456 380	17 357 640	17 110 760
Schweine		7 451 073	6 992 989	7 202 430	7 305 850	6 900 230
Ziegen	1 845 088	1 421 009	1 500 431	1 424 870	1 418 000	1 447 710
b) im besonderen						
Pferde unter 3 Jahren	328 099	687 548		683 040		672 310
Pferde über 3 Jahre	2 295 790	2 407 150		2 532 610		2 525 410
Stiere	284 828	272 876	293 858	272 400	274 920	282 651
Ochsen	1 814 455	1 775 433	1 791 786	1 808 000	1 802 090	1 788 832
Kühe	6 673 460	7 336 214	7 435 972	7 520 750	7 538 720	7 617 651
Jungvieh (über 1 Jahr alt)	2 722 217	2 767 140	2 716 737	2 715 440	2 732 470	2 728 559
Kälber (bis zu 1 Jahr)	1 313 937	1 879 059	1 917 446	1 923 140	1 949 370	1 895 998
Zuchtböcke	328 245	298 265		307 600	307 520	300 900
Hammel	3 887 449	3 022 720		2 960 270	2 900 470	2 809 870
Mutterschafe	8 804 401	9 863 100		9 863 230	9 813 250	9 753 700
Lämmer (unter 1 Jahr)	8 095 618[1]	4 276 199		4 325 280	4 336 400	4 246 290
Zuchteber	43 949	37 745		37 890		37 730
Zuchtsäue	859 561	869 293		900 780		860 590
Mastschweine	3 883 706	2 804 854		2 881 450		2 779 930
Ferkel (unter 6 Monaten)	2 663 857	3 283 232		3 382 310		3 221 980

[1]) Unter 2 Jahren.

Der Pferdebestand Frankreichs ist in einer stetigen Zunahme begriffen. Zwischen den Jahren 1840 und 1892 bewegte sich die Zahl der im landwirtschaftlichen Besitz befindlichen Pferde um rund 2 800 000 Stück; seit 1902 ist die dritte Million überschritten, im Jahre 1910 wurde der Pferdebestand Frankreichs (ohne Militär-, Sport-, städtische Luxus- und Transportpferde, aber einschließlich der auf 72 490 Köpfe berechneten Pariser Gebrauchspferde) auf 3 197 720 Stück eingeschätzt, von denen 672 310 unter 3 Jahre, 2 525 410 über 3 Jahre alt waren.

Diese von der Remonteverwaltung des Kriegsministeriums aufgestellte Statistik ist erst seit 1895 einigermaßen genau, gibt aber auch heute noch insofern kein richtiges Bild vom Pferdebestande Frankreichs, als sie hinter der Wirklichkeit weit zurückbleibt. Zunächst sind dieser Aufstellung noch rund 150 000 Militärpferde hinzuzurechnen, ferner ist die Anzahl der Pferde in den französischen Städten auf nahezu 700 000 einzuschätzen, so daß man die Anzahl der in Frankreich vorhandenen Pferde auf mindestens 4 Millionen Stück annehmen kann. Für die nachstehend gegebenen Berechnungen sind die Angaben der amtlichen Statistik als Grundlage angenommen worden.

Als Bestand an Maultieren werden in Frankreich angegeben im Jahre 1910: 192 740 Stück. Ihre Zahl ging seit dem Jahre 1895, in dem sie noch 211 479 Stück betrug, unter Schwankungen langsam zurück; der zehnjährige Durchschnitt 1895 bis 1904 war 206 000, derjenige von 1901 bis 1910 198 000 Stück. Die Hauptursache dieses Rückganges ist in der französischen Weinbaukrise zu suchen, die die Verwendung der verhältnismäßig teueren Maultiere zum Teil unrentabel gemacht hat.

An Eseln besaß Frankreich 1910: 360 710 Stück. Ihre Zahl nimmt seit dem Jahre 1895, in dem 357 788 Stück geschätzt wurden, mit starken Schwankungen zu und war im Jahre 1905 auf 365 181 Stück gestiegen. Der 10jährige Durchschnitt 1895 bis 1904 betrug 359 391 Stück, derjenige von 1901 bis 1910: 361 176 Stück.

Der Rinderbestand hat zwar von Jahr zu Jahr andauernd aber jeweils nur in geringem Umfange zugenommen. Als Ursache dieser Erscheinung wird unter anderem die Maul- und Klauenseuche angegeben, deren unmittelbare oder mittelbare Schädigungen eine raschere Vermehrung des Viehstandes hindern und den Viehbesitzer veranlassen, kein allzugroßes Kapital in seinem Rinderbestande anzulegen.

Die Schafhaltung hat seit Anfang der sechziger Jahre unter den modernen Anforderungen der landwirtschaftlichen Betriebstechnik an 30 % ihres Bestandes eingebüßt. Man hat aber mit ziemlichem Erfolge versucht, die Verluste in der langsam zurückgehenden Kopfzahl des Bestandes durch erhöhtes Körpergewicht und vermehrte Fleischergiebigkeit der Tiere auszugleichen. Jedenfalls hat für Frankreich mit seinem großen Verzehr an Hammelfleisch der Satz, das Schaf weiche der Kultur, keine Geltung; die Schafhaltung ist vielmehr hier in den intensiven Betrieb eingefügt und hat im großen ganzen nur da an Bedeutung verloren, wo es sich um Landschläge ohne rationelle Zuchtwahl handelte.

Der Schweinebestand Frankreichs ist verhältnismäßig gering und blieb in den letzten 25 Jahren annähernd auf gleicher Höhe. Vielleicht hängt dies damit zusammen, daß in Südfrankreich im Sommer Schweine nicht geschlachtet werden dürfen.

B. Verhältnis des Viehbestandes zur Bodenfläche und Bevölkerung des Landes.

Die Einwohnerzahl Frankreichs bewegt sich seit Jahren (sehr langsam steigend) um 39,25 Millionen.

Die Gesamtfläche des Landes (mit Korsika) umfaßt rund 53 Millionen Hektar. Von diesen waren verwendet als:

	1908 ha	1910 ha
1. Ackerland (einschl. Brache und Kleeschlägen)	23 590 915	23 678 846
2. Wiesen (prés naturels)	4 847 900	4 884 400
3. Fettweiden (herbages)	1 478 160	1 568 030
4. Hutweiden (paturages et pacages)	3 601 830	3 610 430
5. Weinberge (einschl. Neupflanzungen)	1 723 635	1 684 523
6. Gemüseland	} 1 247 638	248 246
7. Baumland (Obstbäume, Weiden, Rosen usw.)		1 124 240
8. Forsten und Holzungen	9 309 760	9 329 193
9. Heide und Unland	3 951 970	3 909 480
10. Nicht landwirtschaftlich benutzte Fläche	3 203 177	2 918 376

Es beträgt somit 1908 und 1910 die landwirtschaftlich benutzte Fläche „territoire agricole“ (1—9) 49751809 ha, die land- und forstwirtschaftlich genützte Fläche (1—8) 45800000 und 46128000 ha und die rein landwirtschaftlich genützte Fläche (1—4) 33518800 und 33741706 ha.

Es entfielen (Stück) im Jahre 1908	auf 100 ha der gesamten Landesfläche	auf 100 ha der rein landwirtschaftlich genützten Fläche	auf 100 Einwohner
Pferde	6,07	9,60	8,19
Maultiere	0,37	0,58	0,50
Esel	0,69	1,08	0,90
Rinder	26,87	42,50	36,42
Schafe	32,96	51,81	44,47
Schweine	13,59	21,50	18,35
Ziegen	2,69	4,25	3,63

C. Hauptsächliche Tierrassen.

Pferde.

In Frankreich werden gezüchtet Vollblüter, Halbblüter und Arbeitspferde.

Die Vollblüter werden in drei Formen gezüchtet: Englisches, arabisches und anglo-arabisches Vollblut. Die Vollblutzucht findet sich, gestützt durch die staatlichen Hengstdepots und zahlreiche hervorragende Privatgestüte, hauptsächlich in der Pyrenäengegend von Tarbes und Pau, der südlichen Normandie (Le Pin, St. Lô) und der Vendée

(La Roche-sur-Yon) sowie in der Umgegend von Paris. Ein Stutbuch für Vollblüter (Studbook Français) besteht seit 1833.

Die Halbblutpferde werden eingeteilt in: qualifizierte arabische, d. h. mindestens 25% arabisches Blut aufweisende Halbblüter, Traberhalbblüter, Anglo-Normannen (Hengstdepot Le Pin und St. Lô), im übrigen in die Halbblüter von Mittelfrankreich (im Bereiche des Hengstdepots von Angers, Blois, Cluny und Annecy), Nord-(Compiègne), Ost- (Rosières, Montier-en-Der, Besançon), Süd- (Pau, Tarbes, Libourne, Villeneuve-sur-Lot, Aurillac, Pompadour, Perpignan) und Südost-Frankreich (Rodez). Von diesen ist durch seine Trableistungen berühmt der in der Gegend von Caen und Alençon gezüchtete normännische Traber. Durch diese Zweiteilung der Halbblutzucht ist neuerdings die Anbahnung einer Zuchtrichtung nach einem schweren, mehr bodenständigen normännischen Halbblut (Artilleriepferd) erleichtert worden. Zu den Halbblütern rechnen ferner die bretonischen „Postiers“, die heute als besondere „Race postière“ anerkannt werden. Es sind dies kräftige, gut gehende, schön gebaute Zugpferde (vom Karossier bis zum leichteren Omnibuspferd), die zur Postkutschenzeit den Ruhm des französischen Postwesens begründen halfen, deren Absatz aber bei den heutigen veränderten Gebrauchszwecken etwas schwierig geworden ist.

Die Ansammlung des Vollblut- und Halbblutmaterials im südwestlichen Frankreich hat auf den dortigen, an sich schon guten Landschlag veredelnd eingewirkt und daselbst ein Gebrauchspferd geschaffen, das, obwohl es keinem Stutbuch und keiner „Rasse“ angehört, als zähes, gängiges, anspruchsloses Tier für den Armeebedarf besondere Wichtigkeit hat. Diese Pferde werden im allgemeinen unter dem Namen „Tarbais“ gehandelt.

Das „Studbook français du demi-sang“ ist im Jahre 1853 für die Normandie begonnen worden. Es umfaßt seit 1891 bis 1897 das ganze Land und ist in folgende 6 Sektionen eingeteilt: 1. Normandie, 2. Bretagne, 3. Vendée und Charente, 4. Süden, 5. Mittelregion, 6. Norden und Osten.

Unter den Arbeitspferden (Kaltblut) nehmen die Boulonnais und Percherons den ersten Rang ein. Das Zuchtgebiet beider ist ziemlich scharf umgrenzt; die Boulonnais werden hauptsächlich im Departement Pas-de-Calais; die Percherons vorwiegend in den Departements Orne und Sarthe (der alten Grafschaft Perche) gezüchtet. Die Boulonnais sind äußerlich schöner, auch größer und schwerer, der Schlag selbst ist gut ausgeglichen; die Percherons von kräftigen aber etwas gröberen Formen, werden im allgemeinen als widerstandsfähiger angesehen. Erstere sieht man meist an den eleganten Pariser Geschäftswagen, letztere an den derberen Transportkarren. Die Farbe beider ist ursprünglich der Schimmel; leider haben sich aber die Züchter, dem Geschmack der amerikanischen Käufer Rechnung tragend, verleiten lassen, seit den 80er Jahren auch Rappen herauszuzüchten und die Tiere zugleich schwerer zu gestalten, ein Eingriff der nicht zu Gunsten dieser Schläge ausgefallen ist.

Die „Société hippique Percheronne“ hat ihren Sitz in Nogent-le-Rotrou (Eure-et-Loir); sie besteht seit 1883 und wurde 1906 umgewandelt. Ihr Ziel ist: Förderung der Zucht des Percheron-Pferdes. Die Gesellschaft hat etwa 2600 Mitglieder und gegen 73000 eingetragene Pferde.

Das „Studbook des chevaux de la race boulonnaise" besteht seit 1886 in Boulone-sur-Mer (Pas de Calais) mit dem Ziele der Hebung der Zucht des Boulonnais-Pferdes. Eingetragene lebende Tiere: etwa 3000 Hengste und 4000 Stuten.

Ein brauchbares Zugpferd wird auch allgemein in der Bretagne, namentlich in den Departements Finistère und Côtes-du-Nord gezüchtet und vielfach zur „Postier"-Zucht (Kreuzung mit Anglonormännern) benutzt. An diesem Schlage ist viel herumgezüchtet worden, namentlich wurde viel Percheronblut eingeführt, derart, daß die Bretonen vielfach den Percherons, denen sie in Bezug auf Leistungen nachstehen, ähneln und da sie billiger eingekauft werden können, im Auslande häufig als „Percherons" gehandelt werden, was schon oft falsche Urteile über die Eigenschaften des echten Percheron-Schlages bei ausländischen „Pferdekennern" gezeitigt hat. In Ostfrankreich wird der dem belgischen ähuelnde Ardenner-Schlag mehr auszugleichen und zu heben versucht, auch machen sich Bestrebungen zur Wiederherstellung eines lothringischen Arbeitspferdes geltend, die schon gute Ergebnisse zeigen.

In Mittelfrankreich wird, hauptsächlich im Departement Nièvre, ein schweres Arbeitspferd (nur Rappen) gezüchtet, das man als Race nivernaise zu vereinheitlichen bestrebt ist. Dieses etwas langsame, aber gut aussehende Tier wird in seinen besseren Exemplaren hauptsächlich nach Nordamerika ausgeführt.

Als ihres besonderen Zuchtzweckes wegen interessant sind die im Poitou gezüchteten „Mulassiers" zu nennen, die zur Maultierzucht gebraucht werden. Diese ursprünglich aus verschiedenen Kaltblutschlägen hervorgegangenen Tiere werden seit etwa 25 Jahren als besonderer Schlag, Race mulassière genannt, mit eigenem Stutbuch fortgezüchtet. Die Tiere sind groß und kräftig gebaut, lassen aber in der Form etwas zu wünschen übrig. Sie werden besonders mit Rücksicht auf sehr starke Behaarung ausgewählt und sollen sich wie kein anderer Schlag, zur Züchtung eines schweren Maultiers eignen.

Ein Stutbuch für Mulassier-Pferde und -Esel in Poitou besteht seit 1884. Eingetragen sind: 215 Hengste, 630 Stuten, 375 Eselhengste und 185 Eselstuten.

Maultiere.

Bei den Maultieren lassen sich verschiedene Zuchtarten unterscheiden.

Zunächst ist die weltberühmte Zucht des schweren Poitou-Maultiers zu nennen, die namentlich in der Umgegend von Niort (Departement Deux-Sèvres), aber auch noch in dem Departement Vendée, Vienne und Charente-inférieure betrieben wird. Das hier mit dem großen Poitu-Eselhengst aus den schweren Stuten des Mulassierschlages gezüchtete Maultier ist von besonderer Schwere und Pferdeähnlichkeit. Es besitzt eine durchschnittliche Widerristhöhe von 1,50 bis 1,62 Stockmaß und wird in Südfrankreich mit Vorliebe zu landwirtschaftlichen Arbeiten, in Weinbergen zu Lastfuhren, in der Armee auch als Trag- und Zugtier verwendet.

Kleiner, aber für Bergtouren geeigneter, ist das in den Alpengegenden Südostfrankreichs (Jura, Haute-Savoie, Isère) gezogene Maultier. In den Pyrenäendepartements ist die Maultierzucht stark von der spanischen beeinflußt. Das in den übrigen Teilen Frankreichs noch häufig gezüchtete Maultier zeigt keinen besonderen Charakter, ist je nach dem als Grundlage verwendeten Pferdeschlag verschieden, im allgemeinen aber von leichteren Körperformen.

Esel.

Eine wertvolle Zucht schöner großer Esel und Eselinnen findet sich in Poitou, namentlich im Departement Deux-Sèvres (Gegend von Melle und Niort). Die besseren Eselhengste (Baudets) dieser Zucht werden zu hohen Preisen (6 bis 10000 Fr. für ein 3 bis 4jähriges Tier) verkauft und gehen häufig ins Ausland, vielfach nach Nordamerika, auch neuerdings nach Argentinien. In Poitou selbst dient diese Zucht nur dazu die für die dortige „schwere" Maultierzucht nötigen großen Esel (140—150 cm Stockmaß) zu liefern. Eine unhygienische Haltung der Baudets läßt aber ein Degenerieren dieser Zucht befürchten. Eine andere Eselzucht, der katalonischen nahe verwandt, findet sich in einigen Teilen der Departements Landes und Basses-Pyrénées. Die Wiederauffrischung der zurückgegangenen Eselzucht in den Alpendepartements wird angestrebt.

Rinder.

Von den französischen Rinderrassen ist die hervorragendste die normännische. Das Normännische Rind ist von rotbuntgetigerter Farbe. An Größe ist es den schwersten Simmentalern vergleichbar und zeigt nach Milch-, Arbeits- und Fleischnutzung bemerkenswerte Leistungen. Die durchschnittliche jährliche Milcherzeugung einer normännischen Kuh wird auf etwa 3000 Liter geschätzt. Auf den Pariser Mastvieh-Ausstellungen wiesen dreijährige normännische Ochsen ein Lebendgewicht auf von 850 bis 1000 kg, vier- und fünfjährige wogen lebend gegen 1100 kg. Die Milch ist von anerkanntem Wohlgeschmack und das Fleisch von guter Beschaffenheit. Das Zuchtgebiet der normännischen Rinderrasse erstreckt sich hauptsächlich über die Departements Manche, Calvados, Orne, Eure (Eure-et-Loire, Sarthe) und Seine-Inférieure, also die alte Normandie. Ein besonders ausgezeichneter Schlag der normännischen Rasse wird in Cotentin gezüchtet, einer an der Westküste Frankreichs gegenüber der Insel Jersey in geringer Höhe über dem Meere gelegenen Ebene mit reichlichem Wiesen- und Weideland, die sich durch die Kreise St. Lô, Coutances, Valognes und Cherbourg des Departements Manche hinzieht.

Nordöstlich angrenzend findet sich die Flämische und die Holländische Rasse. Die Flämische Rasse ist besonders in den Departements Pas-de-Calais und Nord (Arrondissements Dunkerque, Hatzebrouck, teilweise Lille) heimisch. Sie ist von rotbrauner Farbe, besonders milchergiebig und erinnert etwa an die roten Oldenburger Rinder.

Die Holländische Rasse wird namentlich in den Departements Nord (Arrondissements Avesnes, Cambrai, Valenciennes und Douai), Ardennes und Oise gezüchtet. Die Tiere sind schwarzbunt und von ausgezeichneter Milchergiebigkeit.

Südwestlich an die Normandie angrenzend, findet sich das Zuchtgebiet der Bretonischen Rasse, einer kleinen, aber vorzüglichen Milchrasse von schwarzweißer, neuerdings auch rotweißer Farbe. Diese Rasse, die in der schwarzweißen Spielart in den Departements Finistère und Morbihan, in der rotweißen namentlich im Departement Côtes-du-Nord heimisch ist, eignet sich besonders für den kleinen Mann. Sie ist anspruchslos, leicht zu füttern und liefert eine gute und verhältnismäßig reichliche Milch (bis 2000 Liter jährlich) sowie Fleisch von guter Beschaffenheit. Auf der Ausstellung in Paris hatten bretonische Mastochsen im Alter von 3 bis 4 Jahren ein Lebendgewicht von 500 bis 700 kg. Diese Rasse wird bis in die Charente und die Gegend von Paris gehalten, scheint aber dort zu verkümmern, wo ihr der Weidegang fehlt. Die Tiere sind nur um weniges größer, als diejenigen der Jersey-Rasse, die von der Insel auf das Festland herübergekommen ist und von einigen Züchtern in den Departements Manche, Charente-Inférieure und in der Pariser Gegend in bescheidenem Umfang gehalten wird, ohne in Frankreich richtig Boden fassen zu können.

An diese der Nordküste Frankreichs entlang vorhandenen Tieflandrassen schließen sich südlich in den Küstendepartements einige weitere Tieflandschläge an, so in der Loire-Inférieure die Race Nantaise, in der Vendéenne und in den Deux-Sèvres die Race Parthenaise. Letztere ist die bedeutendste; sie liefert ein brauchbares Milch- und Fleischvieh von gelber Farbe. Weiter südlich sind noch zu nennen die Tieflandschläge der Gironde: Die Race Garonnaise als ein beliebtes Arbeits- und Fleischvieh und die Race Bordelaise als gutes Milchvieh.

Ein anderes Zuchtgebiet findet sich im Zentrum Frankreichs — namentlich im Bereiche der fruchtbaren Loire-Ebene — in den Departements Allier und Nièvre. Hier wird vor allem die prächtige Charolais-Nivernais-Rasse gezüchtet, ein schweres Fleisch- und Arbeitsrind von bemerkenswerter Frühreife und heller (manchmal vollkommen weißer) Farbe. Diese Rasse ist von hervorragender Mastfähigkeit und versorgt hauptsächlich den Pariser Markt mit Fleisch. Auf der Landesausstellung waren Mastochsen dieser Rasse, die zweijährig 8—900, drei- und vierjährig 1000 bis 1300 kg wogen.

Außerdem wird in dem genannten Gebiete die Durham-Rasse gezüchtet, eine aus England eingeführte Fleischrasse, die dem Shorthornvieh ähnlich ist. Außer im Zentrum (Nièvre, Cher) wird diese Rasse, über die ein Herdbuch geführt wird, noch im Departement Marne und im nordwestlichen Teile von Frankreich (Côtes-du-Nord, Mayenne, Maine-et-Loire, Sarthe) von größeren Züchtern gehalten. Die Durham-Mastochsen machen auf der jährlichen Mastviehausstellung den Charolais und Normannen den Rang streitig und erreichen namentlich in ihren Kreuzungen mit einer dieser beiden Rassen sehr hohe Lebendgewichtsziffern. Ein vierjähriger Charolais-Durham-Mastochse, der sich auf der Ausstellung im Jahre 1909 befand, wies z. B. ein Lebendgewicht von 1339 kg auf.

Ebenfalls im Zentrum liegt das Zuchtgebiet der berühmten Race Limousine, die prächtige Arbeitstiere und Mastochsen liefert. Diese Rasse wird namentlich in den Departements Haute-Vienne und Dordogne (dem alten Limousin) gezüchtet, ist aber auch im Süden und Südwesten weit verbreitet. Die Mastochsen dieser Rasse erreichen gewöhnlich ein Gewicht von 800—1000 kg.

Die französischen Höhenschläge treten gegenüber diesen glänzenden Tieflandschlägen etwas in den Hintergrund. Sie ähneln vielfach den deutschen und schweizerischen Höhenschlägen, scheinen aber deren hervorragende Eigenschaften nicht immer zu erreichen.

Das gefleckte Juravieh findet sich in den nahe an der Schweizer Grenze gelegenen Departements Doubs, Haute-Saône, Indre, Côte-d'Or, Haut-Rhin. Über den mit ihm verbesserten Landschlag dieser Departements wird jetzt als Race Montbéliard ein Herdbuch geführt.

Ferner sind hier zu nennen die Race d'Abondance, ein braunes Fleischvieh im Departement Haute-Savoie, und der braune Gebirgsschlag des Departements Savoie, Race Tarentaise genannt, endlich das hauptsächlich im Departement Drôme gegehaltene einfarbige Schwyzer-Vieh.

In der gebirgigen Auvergne finden sich noch zwei Mittelgebirgsschläge, nämlich im Departement Puy-de-Dôme die gelbbraune Race Ferrandaise und die brauchbare Fleischrasse von Salers (dem Frankenvieh ähnelnd) im Departement Cantal, die in ihren Ausstellungsexemplaren auf den Pariser Ausstellungen mit 720 bis 830 kg Mastgewicht gut ihren Platz zu behaupten pflegt.

Herdbücher werden über sämtliche bedeutenderen Rinderrassen geführt.

Schafe.

Von den Schafrassen ist die berühmteste die der Mérinos mit ihren beiden Zuchtrichtungen, dem Rambouillet-Wollschaf und dem Mérino précoce (Wollfleischschaf). Das letztere ist das weit stärker verbreitete und wird in drei Unterschlägen als Soissonais in der Ile-de-France, als Ardennais in der Champagne und als Chatilonnais in der Bourgogne gezüchtet. Das frühreife Mérinowollfleischschaf erreicht als 6—10 Monate altes Masttier ein Lebendgewicht von 140 bis 170 kg. Die Kreuzung dieser Tiere mit den englischen Dishleys hat den sich neuerdings verbreitenden Schlag der Dishley-Mérinos ergeben, der namentlich auf den Rübengütern der Beauce, ferner in der Gegend von Paris und von Soissons in anerkannten Zuchten gehalten wird und sich durch Frühreife und guten Fleischansatz bei immer noch guter Wollergiebigkeit auszeichnet.

Eine berühmte und im Handel sehr beliebte französische Schafrasse ist die Race de la Charmoise, ein Fleischschaf, das namentlich in den Departements Nièvre, Cher, Vienne, Eure, Aisne und Seine-et-Marne gezüchtet wird. Ausstellungstiere zeigten, 9 bis 10 Monate alt, ein Mastgewicht von 150 bis 210 kg.

Zu den hochgezüchteten Schlägen kann man noch zählen die Race Bérichonne in den Departements Indre et Cher, eine Fleischrasse, größer und gröber als die Charmoises, aber von schönen Körperformen.

Von den Landschlägen sind noch zu nennen die Rassen vom Poitou (in der Charente und den Deux-Sèvres), Limousin (Haute-Vienne, Corrèze), Lauraguais (Basses-Pyrénées, Ariège), des Causses (Departement Lot), Bizot (Haute-Loire).

Schweine.

Von den französischen Schweinerassen sind wohl die wichtigsten die Race Craonaise und die Race Normande, die beide in den Departements nördlich von Paris gehalten werden, aber wie die meisten französischen Schweine-Landschläge mit englischen Yorkshires durchkreuzt sind. Ein Zuchtregister für das Craonais-Schwein wird seit 1903 im Departement Mayenne geführt.

Ferner sind nennenswert die Races Limousine und Périgourdine (das Trüffelschwein), die in den Departements Haute-Vienne, Dordogne, Corrèze gezüchtet werden. Die französischen Mastschweine erreichen namentlich in ihren Kreuzungen hohe Körpergewichte. Auf der Pariser Landesausstellung 1909 wogen von 112 ausgestellten Mastschweinen 21 (im Alter von 10 bis 12 Monaten) 300 bis 358 kg; ein $8^1/_2$ Monate altes Craonais mit 287 kg Körpergewicht erhielt den Siegerpreis.

Geflügel.

Die französischen Hühnerrassen sind berühmt und man versteht sich in Frankreich, dessen Klima sich gut für Hühnerzucht zu eignen scheint, besonders auf die Zucht eines für die Tafel geeigneten Fleischhuhns. Von den zahlreichen einheimischen Rassen sind besonders zu nennen (nach dem Departement ihrer Hauptzuchtgegend): Crèveceur (Seine-et-Oise, Houdan (Seine-et-Oise, Somme), La Flèche (Sarthe), du Mans (Sarthe), Faverolles (Eure-et-Loir), Coucous de Rennes (Ille-et-Vilaine), Barbezieux (Charente), La Bresse (hauptsächlich zur Kapaunenmast geeignet mit zwei Unterschlägen, weißen von Bourg, Departement Ain, und schwarzen von Louhans im Departement Saône-et-Loire). Von ausländischen Rassen werden namentlich gehalten: Orpington, Cochinchina, Brahmaputra, Dorking, Andalusier, Minorka, Hamburger Leghorn.

Bei den Gänsen ist als besonderer Schlag namentlich die Toulouser Gans zu nennen. Bei den Enten werden hauptsächlich folgende Schläge gezüchtet: Duclair (Bretagne), Rouen (Normandie), außerdem die eingeführten Rassen von Aylesbury, Labrador, Peking und indische Läufer.

Von Tauben werden besonders für den Konsum rein gezüchtet: Romains, Moutaubans, Bagadais, Mondain und die ausländischen von Malta und Modena.

Kaninchen.

Kaninchen-Reinzuchten sind sehr zahlreich. Von den bekanntesten sind zu nennen Normannen, Béliers, Flandrische Riesen (für den Fleischkonsum); von den Fell-Kaninchen Russische-, Japanische-, Polnische-, blaue-, Angora- und Silberkaninchen. Die Felle der letzteren sind zurzeit sehr geschätzt; die Zucht der Silberkaninchen wird hauptsächlich in der Champagne, aber auch in der Gegend von Dijon und im Departement Drôme (Montélimar) betrieben.

D. Viehhaltung und Viehverwertung.

1. Pferde. Bei der Verwertung des französischen Pferdematerials wird vor allem der Verkauf als Zuchttier und als Remonte angestrebt. Neben den für den Staat ausgeführten Käufen werden von Privatpersonen des In- und namentlich auch des Auslandes zahlreiche Zuchttiere zu hohen Preisen angekauft. Seit einigen Jahren gehen besonders viele der besten Tiere nach Nordamerika und Argentinien; man kann sich deshalb in absehbarer Zeit auf ein für die alte Welt bedenkliches Angebot guter überseeischer Zuchtpferde gefaßt machen. Diese „Abwanderung“ guter Tiere, für die jeder verlangte Preis bezahlt wird, wird von der Remonte-Kommission zu hemmen

gesucht durch Gewährung von Zusatzprämien zum offiziellen Remontekaufpreis, die je nach der Beschaffenheit des Pferdes verschieden und manchmal höher sind als der Remontepreis selbst.

Für die nicht als Zuchttiere verwertbaren Gebrauchspferde war früher Paris ein guter Absatzort. Durch den zunehmenden Automobilbetrieb und besonders durch die seit einigen Jahren für elegantere Fahrzeuge wenig geeigneten Verkehrsverhältnisse in der inneren Stadt ist die Nachfrage nach Kutsch- und Reitpferden stark zurückgegangen. Auch die Kaltblutzucht hat durch die völlige Abschaffung der Omnibuspferde einen harten Schlag erlitten. Es werden nunmehr die Pferde in einer unwirtschaftlich großen Menge in der Landwirtschaft selbst verwendet, und der Unterschied zwischen dem Preise eines Zuchtpferdes oder Remontepferdes und demjenigen des Gebrauchspferdes ist sehr groß. Es ist dies auch vielleicht der Grund der starken Zunahme der Pferdeschlachtungen und des Pferdefleischkonsums in Frankreich. So stiegen die Pferdeschlachtungen im Pariser Schlachthaus von Vaugirard von 40269 Stück im Jahre 1905 auf 60917 Stück im Jahre 1911. Der Pferdefleischkonsum in Paris (und Vorort Pantin) stieg von 5 Millionen kg im Jahre 1897 auf 15½ Millionen kg im Jahre 1911. Es handelt sich hier aber keineswegs um die Abschlachtung älterer Gebrauchstiere, sondern es wird neuerdings eine große Anzahl junger Pferde geschlachtet, die eigens zu diesem Zwecke gezüchtet und vorgemästet werden.

Die Pferdezucht erfreut sich in Frankreich einer staatlichen Förderung, wie sie ihr wohl in nicht vielen anderen Ländern zuteil wird. Allerdings wird bei dieser Förderung auf die Interessen der Armee eine von der Mehrzahl der Züchter als zu einseitig beklagte starke Rücksicht genommen. Die Summe, die für das Budgetjahr 1913 dem Landwirtschaftsministerium für Pferdezuchtzwecke zur Verfügung stand, belief sich auf 13½ Millionen Fr., wovon 9,4 Millionen dem Budget entnommen sind, während 4,1 Millionen von der einprozentigen Totalisatorabgabe stammen. Davon werden verwendet: zur Unterhaltung der Staatsgestüte 6,2 Millionen, für den Ankauf neuer Staatsbeschäler (etwa 400 jährlich zu je 6500 bis 7000 Fr.) — 2,7 Millionen (1 Million Budget — 1,7 Millionen Totalisatorgelder), für Prämiierungsbeiträge 4,6 Millionen (2,2 Millionen Budget — 2,4 Millionen Totalisatorgelder).

Von seiten der Departements, Gemeinden, Vereine usw. wurden 1911 außerdem (soweit amtlich festgestellt)[1]) 21,6 Millionen Fr. Preise und Prämien für die Pferdezucht ausgegeben, so daß man annehmen kann, daß gegenwärtig der französischen Pferdezucht jährlich die stattliche Summe von etwa 35 Millionen Fr. (wovon 26 Millionen für Prämiierung) aus öffentlichen Mitteln zufließt.

Die zur öffentlichen Deckarbeit zugelassenen Hengste sind in 3 Klassen eingeteilt, nämlich (mit ihrer Anzahl im Jahre 1911):

---

[1]) Rapport sur la gestion de l'Administration des Haras en 1911.

	Gesamtzahl	davon			dieselben deckten Stuten
		Vollblut	Halbblut	Kaltblut	
Staatsbeschäler	3 457	549	2 202	706	156 289
Genehmigte (approuvés) Privathengste	1 736	277	415	1 044	91 212
Zugelassene (autorisés) Privathengste	251	15	23	213	12 189

Die Staatsbeschäler sind in 22 Hengstdepots untergebracht und im Sommer in 756 Deckstationen im Lande verteilt. Das Staatsgestüt in Pompadour besitzt 60 Vollblutstuten, die jährlich etwa 40 Nachkommen zur Welt bringen.

Die zur Förderung der Pferdezucht aufgewandten Preise verteilten sich 1911 wie folgt:

1. Preise für die Landesausstellung in Paris und etwa 500 Lokalausstellungen (für 19 247 ausgestellte Pferde, wovon 11 781 prämiiert) 1 970 114 Fr.,
2. Prämien für 246 reinblütige arabische oder angloarabische Stuten mit Fohlen . . . . 57 550 Fr.,
3. (Reit- und Fahr-), Dressur-, Hochsprung-, Zugprüfungspreise . . 1 139 976 Fr.,
4. Rennpreise: 6444 Rennen (2401 Flach-, 1944 Hindernis-, 2099 Trab-) auf 476 Rennplätzen . . . . 20 704 091 Fr.,
5. Züchterprämien (primes aux naisseurs) für angekaufte Staatsbeschäler . . . . 84 500 Fr.

Was die Zuchttätigkeit selbst anlangt, so hat sich in den renommierten Zuchtgebieten eine Art Arbeitsteilung herausgebildet. Mit der Hengsthaltung (und oft auch zugleich Hengstaufzucht) befaßt sich der „Etalonnier“, zu dessen gekörten Hengsten (oder Staatsbeschälern) der Stutenbesitzer (Naisseur) seine Stuten bringt. Der Naisseur liefert die bei guter Abkunft gewöhnlich schon bald nach der Geburt verkauften Fohlen im Alter von 6 Monaten an den „Eleveur“, der über größere Weideplätze verfügt und gewöhnlich eine größere Anzahl bei verschiedenen Naisseurs aufgekaufter Fohlen vereinigt und sie, in der Regel 2 bis 3 jährig, weiterverkauft, wobei die Tiere zuweilen vor der endgültigen Ingebrauchnahme noch eine Station beim Dresseur durchmachen. Diese Arbeitsteilung ist der Zucht an und für sich förderlich, da sie die an sich schon guten züchterischen Anlagen in besonderen Züchterfamilien von Generation zu Generation zu verbessern ermöglicht und auch rationellere Ausübung des Züchtergewerbes (mit rascherem Kapitalumsatz) gestattet. Sie bringt aber für die Naisseurs, meist kleinere Bauern mit 2 bis 3 Stuten, den Übelstand mit sich, daß sie von den für gute Zuchttiere vergebenen Zucht- und Wettbewerbpreisen keinen Nutzen haben, obwohl sie zum Zuchtergebnis durch gute Stutenhaltung wesentlich beigetragen haben. Solange die aus wertvolleren Stuten gezogenen Fohlen höhere Preise erzielten, machte sich dieser Übelstand weniger geltend; die in der letzten Zeit etwas kritische Lage der Pferdezucht, insbesondere der Halbblutzucht, brachte aber einen

Preisrückgang für Fohlen mit sich, der namentlich die früher gut bezahlten besseren Fohlen traf und die Ursache war, daß viele Naisseurs nicht mehr ihren Vorteil in der mit viel mehr Risiko verbundenen Haltung wertvoller Stuten fanden und eine große Anzahl guter Stuten ins Ausland verkauften. Seit 1911 werden daher die Naisseurs an den Prämien für Staatsbeschäler und Ausstellungspreisen beteiligt, neuerdings werden auch Erhaltungspreise für Halbblutstuten bewilligt; die ins Budget jährlich für diese beiden Posten eingesetzte Summe beläuft sich auf rund 1 Million Francs.

2. Rinder. Die französische Rinderzucht wird durch ein mildes, gleichmäßiges Klima und durch gute Weiden sehr begünstigt und steht infolge der ernstlichen Bemühungen, die namentlich seit Beginn des Jahrhunderts zu ihrer Hebung aufgewendet wurden, zurzeit auf einer hohen Stufe. Das Ideal, das der Zucht vorschwebt, ist, die Tiere so herauszubilden, daß sie — nach ihrer lokalen Ausnutzung zur Arbeit und zur Milchnutzung — gemästet auf dem Pariser oder einem anderen großstädtischen Markte einen guten Preis erzielen. Die rationelle Milchnutzung zu Tafelbutter und feineren Käsen schien früher das Privileg der Normandie zu sein; sie fängt erst jetzt an, sich zu verallgemeinern, seitdem der Verband der Poitou- und Charente-Genossenschaftsmolkereien den Verkauf seiner Erzeugnisse in den Pariser Hallen zum selben Preise, den die Erzeugnisse der Normandie erzielen, durchzusetzen verstand. Die Verwendung der Rinder zur Gespannarbeit erhält sich noch in den pferdeärmeren Gegenden des Zentrums und in den Weinbergen des Südwestens, sie wird im übrigen Frankreich, da sie dem französischen Wesen wenig behagt, tunlichst vermieden. Der rasche Kapitalumsatz, den der Absatz junger Masttiere gestattet, kommt natürlich der Zucht an sich sehr zu statten, er verleitet aber zu einer gefährlichen Sucht, ihn noch zu beschleunigen, was vom konsumierenden zahlungsfähigen Publikum augenblicklich stark begünstigt wird. So haben die Kälberschlachtungen und der Genuß von recht jungem Kalbfleisch in den größeren Städten in beunruhigendem Maße zugenommen. Sie sind z. B. in den Pariser Schlachthäusern allein von durchschnittlich 190000 Stück jährlich zu Anfang der 90er Jahre auf gegenwärtig rund 235000 Stück jährlich gestiegen, während die Schlachtungen des Großviehes in derselben Zeit von etwa 240000 auf 210000 gesunken sind. Diese Geschmacksrichtung nach jungem Fleische, die sich auch auf Schaf-, Ziegen-, Schweine- und Hühnerfleisch erstreckt, erscheint besonders dann bedenklich, wenn Futternots- oder Seuchenjahre unter den Stammtieren aufräumen.

Die bei der Pferdezucht beobachtete Arbeitsteilung wiederholt sich auch bei der Rinderzucht, sie geht hier noch weiter, indem auch die verschiedenen Stufen der Mästung noch spezialisiert sind.

Das Landwirtschaftsministerium verfügt über etwa $2^1/_4$ Millionen Fr. jährlich zur Förderung der Viehzucht (außer Pferden) überhaupt, von denen der Hauptteil der Rinderzucht zugute kommt; diese Geldsumme wird folgendermaßen verwendet:

1. Beiträge für landwirtschaftliche Vereine und Lokalausstellungen . 1000000 Fr.,
2. Besondere Beiträge für Zuchtgenossenschaften . . . . 200000 Fr.,
3. Landesviehausstellungen in Paris und Provinzialausstellungen . . 865000 Fr.,
4. Ehrenpreise für Gutsbewirtschaftung und hervorragende Spezialbetriebe . . . . 225000 Fr.

Diese letzteren „Kulturprämien", die, unter Verlesung der gedruckten, vom örtlichen Landwirtschaftslehrer ausgearbeiteten Wirtschaftsbeschreibung öffentlich feierlich verteilt werden, sind eine beneidete Auszeichnung und ein kräftiger Ansporn für die Züchter.

3. Schafe. Die Schafzucht hat in den letzten Jahrzehnten eine bemerkenswerte Umwandlung zugunsten der Fleischnutzung durchgemacht. Das spätreife Rambouillet-Wollschaf ist bis auf wenige Herden verschwunden und hat dem frühreifen Mérino-Fleischschaf Platz gemacht. Selbst dieses ist aber in vielen Gegenden durch die Dishley-Mérino-Kreuzung ersetzt, die den Absatz einjähriger Tiere und die Haltung des Schafes im intensiven Betrieb (besonders auf den Rübengütern der Beauce und Brie bei Paris) gestattet. Die französischen Schafzüchter haben verstanden, sich rechtzeitig und unbeengt durch Herdbuchvorschriften und vielumstrittene „Züchtungsprinzipien" den veränderten Forderungen des Konsums anzupassen, wonach die Wolle nicht mehr nach Qualität bezahlt und ein Fleisch ohne unangenehmen Beigeschmack verlangt wird. Sie setzen, da man in anderen Ländern erst beim frühreifen Mérino angekommen ist, die Zuchttiere dieser Richtung zu hohen Preisen ab und verlegen sich dabei eifrig auf die Dishley-Mérino-Kreuzung, mit der sie später wieder das Ausland versorgen werden. Jedenfalls haben sie anderen Kulturländern, die das Schaf bereits auf den Aussterbeetat setzen wollten, gezeigt, daß das Schaf nicht der Kultur zu weichen braucht, und den Rückgang der früher unwirtschaftlich hohen Stückzahl durch beinahe verdoppeltes Körpergewicht und Frühreife ersetzt. Bei den Charmoises des Nivernais tritt die Wollbildung ganz in den Hintergrund zugunsten schönen Fleischansatzes in der Rippen- und Schenkelgegend. Vielversprechend für die Zukunft ist das Berrichonschaf, dessen Hochzucht man jetzt die längst verdiente Aufmerksamkeit widmen will. Die übrigen französischen Landschläge sind durch die lokalen Nahrungsverhältnisse in ihrer Entwicklung naturgemäß beschränkt, werden aber, wo es geht, auf Fleisch gezüchtet. Trotz aller dieser Anstrengungen wird die starke Nachfrage nach Hammelfleisch nicht ganz von der heimischen Erzeugung befriedigt, sondern muß durch starke Einfuhren aus Algier und Tunis gedeckt werden.

4. Schweine. Die Schweinezucht hält in Frankreich nicht Schritt mit der zeitweilig steigenden Nachfrage nach Schweinefleisch. Eine der Ursachen dieser Erscheinung ist, abgesehen von dem Verbot der Schweineschlachtungen während des Sommers im südlichen Frankreich, wohl das Auftreten verheerender Schweineseuchen, eine andere ist zweifellos in den schwankenden Preisen des Schweinefleisches zu suchen, die den Absatz erschweren. Der Franzose hat ein gewisses Vorurteil gegen Schweinefleisch und genießt es nur gern als Braten und in seinen besten Stücken, deren Preise daher verhältnismäßig hoch sind. Die geringen Stücke lassen sich infolge der eigenartigen Schlachtverhältnisse, die dem längeren Aufbewahren und der Wurstbereitung ungünstig sind, schwer verwerten. Der Preis für Schweine ist daher durchschnittlich niedriger als im Ausland; steigt er aber, so nimmt die Schweinehaltung in der Regel rasch zu und bringt durch lokales, vermehrtes Angebot den Preis und damit auch wieder die Haltung zum Rückgang. Daraus erklärt sich die wechselnde, im allgemeinen aber ziemlich starke Einfuhr von Schweinefleisch und lebenden Schlachtschweinen. Lebende

Schweine werden regelmäßig aus Algier, seit einigen Jahren in beträchtlichen, stark schwankenden Mengen aus Holland eingeführt. Es steht zu erwarten, daß die Ausdehnung der Genossenschaftsmolkereien und vor allem die einsetzenden Verbesserungen in den Schlachthäusern die Schweinehaltung heben und ihren Absatz bessern werden.

5. Ziegen. Von den Erzeugnissen der Ziegenhaltung wird die Milch fast ausschließlich in den ländlichen Familien als Nahrungsmittel oder zur Käsebereitung verbraucht; außer dem bekannten, in Großbetrieben hergestellten Roquefortkäse genießen mehrere dieser hausgemachten Ziegenkäse (z. B. der Rigotte im Departement Ardèche, der Picodon im Departement Drôme, der Broccio auf der Insel Korsika, der Chabichou im Poitou) eine lokale Berühmtheit. Als durchschnittlicher Milchertrag von in ärmeren Gegenden gehaltenen Ziegen werden 81 Liter jährlich angegeben. In einigen Gegenden (Corse, Ardèche, Sarthe) spielt der Verkauf der 6 bis 8 (in Südfrankreich meist nur 3) Wochen alten Zickeln eine gewisse Rolle, deren Häute in der Handschuhfabrikation (Grenoble) vorteilhafte Verwendung finden. Das Ziegenhaar wird meist zu Wettermänteln verarbeitet. In Korsika rechnet man 250 g durchschnittlichen Schurertrag von der erwachsenen Ziege, für das kg Ziegenhaar wird annähernd 1 Fr. erzielt.

6. Geflügel und Kaninchen. Bei diesen Tieren wird hauptsächlich ein möglichst guter Fleischertrag angestrebt. Die französische Geflügelmast erfreut sich eines Weltrufs, die Zubereitung des geschlachteten Geflügels ebenfalls, der Verbrauch ist daher ein sehr großer. Der Genuß des Kaninchenfleisches ist allgemein verbreitet und sein Konsum sehr ausgedehnt. Erhebungen über diesen Verbrauch sind bisher nicht angestellt worden. Die Kaninchenfelle werden auf dem Lande von Kleinhändlern gesammelt und zumeist (für etwa 12 Millionen Fr. jährlich) unmittelbar oder auf dem Wege des Zwischenhandels nach Deutschland ausgeführt.

E. Viehversicherung.

Eine staatliche Viehversicherung besteht nicht. Das Landwirtschaftsministerium verfügt jedoch seit 1898 über besondere Mittel zur Unterstützung ländlicher Versicherungsgenossenschaften und hat aus diesen im Jahre 1911 662000 Fr. an 1327 solcher Viehversicherungsgenossenschaften verteilt.

In ganz Frankreich bestanden Ende Dezember 1911 8869 Viehversicherungsgenossenschaften mit 473747 Mitgliedern und mit einem versicherten Kapitale von 605251815 Fr. (45 Millionen mehr als im Vorjahr). Dagegen waren nur 65 Vieh-Rückversicherungskassen mit 3413 Ortsvereinen mit einem Versicherungskapital von 172147315 Fr. vorhanden. Unter den Rückversicherungskassen ragt hervor die „Union fédérale des Associations cantonales“ mit einem versicherten Kapitale von 56796800 Fr., die übrigen 64 Rückversicherungskassen verteilen sich auf den Restbetrag von 115350515 Fr., unter ihnen sind diejenigen der Departements Haute-Marne, Haute-Saône, Somme und Deux-Sèvres die bedeutendsten.

Die Verteilung der Viehversicherungsgenossenschaften im Lande ist sehr ungleich. Die meisten derartigen, nämlich 1143 (allerdings kleinen) Genossenschaften besitzt das Departement Landes, zwischen 300 und 400 zählten die 3 Departements Haute-Saône (399), Haute-Marne (389) und Pas-de-Calais (304), zwischen 200 und

300 die 7 Departements Somme (289), Jura (280), Yonne (248), Ain (220), Haute-Savoie (218), Doubs (204), Vendée (204), zwischen 100 und 200 die 17 Departements Côte-d'Or, Eure-et-Loir, Gers, Gironde, Isère, Ille-et-Vilaine, Loir-et-Cher, Loire-Inférieure, Loiret, Meurthe-et-Moselle, Meuse, Puy-de-Dôme, Saône-et-Loire, Savoie, Vosges.

Das versicherte Kapital überschritt 20 Millionen Fr. in den 5 Departements Eure-et-Loir (36 Millionen Fr.), Vendée (31), Vienne (26), Landes (25), Loire-Inférieure (21); es betrug zwischen 10 und 20 Millionen Fr. in den 20 Departements Ain (17), Saône-et-Loire (17), Haute-Savoie (16), Yonne (16), Rhône (15), Jura, Manche, Deux-Sèvres (je 14), Charente-Inférieure, Côtes-du-Nord, Finistère, Indre-et-Loire, Haute-Marne (je 12), Charente, Basses-Pyrénées, Somme (je 11), Doubs, Nord, Pas-de-Calais, Sarthe (je 10 Millionen Fr.).

Die Organisation des französischen Viehversicherungswesens ist noch unvollendet, seine Arbeitsweise nicht einheitlich geregelt. Im allgemeinen macht sich das Bestreben geltend, die Ausdehnung der Viehversicherungsgenossenschaft auf die Gemeinde zu beschränken (auf dem Lande finden sich noch kleinere auf Weiler beschränkte Genossenschaften, einige Gemeinden zählen davon bis 18 für die verschiedenen Tiergattungen); das versicherte Kapital einer solchen Gemeindegenossenschaft soll dabei mindestens 15 bis 20000 Fr. betragen. Als Versicherungssystem wird dasjenige fester vorauszuzahlender Beiträge vorgezogen. Die Entschädigungssumme beträgt durchschnittlich 75% des Schätzungswertes. Der Beitragssatz ist recht verschieden und schwankt zwischen 0,40 und 1,70%, die gebräuchlichsten Sätze sind 0,50, 0,60 und 0,80% des Schätzungswertes des Viehbestandes.

Bis jetzt erstreckt sich die Versicherung zumeist auf Rindvieh. Einzelne Versicherungen, die den ganzen Viehbestand (Pferde, Maultiere, Esel, Rinder, Ziegen) umfassen, bestehen vereinzelt, z. B. in St. Geyrac (Dordogne). Der Genossenschaftsverband in La Rochelle versichert Rinder gegen einen Beitrag von 1,70%, Pferde gegen einen Beitrag von 2,50% für Landwirte, 2,75% für Handelsleute. Mit Schweineversicherungen sind in Frankreich, wohl wegen des Herrschens von Seuchen, keine günstigen Erfahrungen gemacht worden.

Von den leitenden Kreisen wird die Verallgemeinerung der den ganzen Viehbestand umfassenden Versicherungsart angestrebt. Die einzelnen Gemeindegenossenschaften sollen danach bezirks- (oder, wo sie sehr zahlreich sind, kreis-)weise zu einem Verband vereinigt und an eine Rückversicherungskasse angeschlossen werden. Die Beiträge sollen für die einzelnen Bezirke (Departements) nach deren jeweiliger durchschnittlicher Sterblichkeitsziffer fest angesetzt und für die einzelnen Tiergattungen in 4 Risikoklassen abgeteilt werden, z. B. 1. Klasse: Rinder 0,50%, 2. Klasse: Schafe 1%, 3. Klasse: Schweine 1,50%, 4. Klasse: Pferde 2%.

III. Viehverkehr.

A. Viehhandel im Inlande.

Über den Viehhandel im Innern von Frankreich liegen umfassende statistische Angaben nicht vor. Einzelne größere Städte lassen zwar den Marktzutrieb feststellen, diese örtlichen Angaben sind jedoch als Ganzes nicht zu verwerten. Dagegen besitzt das Land in dem Viehmarkte von La Villette bei Paris eine Zentralstelle, die den Viehhandel im Inland beeinflußt und dessen Gestaltung widerspiegelt.

Der Zutrieb und Verkauf des Viehes wird in La Villette seit Jahren festgestellt. Danach ergeben sich für die Jahre 1908 bis 1910 folgende Zahlen:

In 1000 Stück	Im Jahre	Ochsen	Kühe	Stiere	Kälber	Schafe	Schweine
Gesamtzutrieb	1908	202,1	83,5	22,9	171,8	1457,7	405,8
	1909	210,3	79,9	21,4	171,5	1413,5	518,1
	1910	215,0	108,0	27,5	171,4	1467,6	568,3
Davon nach Paris verkauft	1908	121,1	42,6	17,9	98,7	917,3	212,4
	1909	123,6	44,5	17,6	100,7	892,3	217,1
	1910	117,8	55,8	18,1	97,8	948,3	210,9
Davon nach außerhalb verkauft	1908	79,2	38,0	4,6	67,7	496,4	191,2
	1909	83,5	34,8	3,7	68,6	503,9	301,1
	1910	96,5	52,2	9,2	72,3	530,0	358,0
Davon waren im Jahre 1910 zugeführt aus den Provinzen in 1000 Stück:							
Bretagne		17,4	4,7	4,0	5,2	6,0	129,7
Maine		13,1	5,8	2,7	31,8	5,2	112,0
Normandie . . .		50,9	32,3	4,1	11,2	23,3	16,6
Ile-de-France . . .		11,1	14,3	3,2	9,3	246,0	7,7
Anjou		39,5	12,7	3,2	12,3	2,4	65,8
Limousin		6,0	2,6	0,3	6,2	18,7	6,6
Poitou		22,8	7,1	1,8	4,2	31,4	83,7
Berry		6,9	2,7	0,7	0,4	81,7	41,1
Nivernais		9,5	3,7	0,9	0,2	124,1	1,0
Orléanais		3,4	7,8	2,0	40,8	240,1	2,1
Bourgogne		7,1	3,1	1,1	6,4	82,2	1,0

Auch aus vielen anderen Provinzen erfolgt eine regelmäßige größere Zufuhr von Schlachtvieh nach La Villette. So sind im Jahre 1910 an der Zufuhr beteiligt gewesen in 1000 Stück:

An Ochsen: Bourbonnais (6,4), Angoumois (4,7), Touraine (3,3), Marche (3,1);

an Kälbern: Champagne (25,8), Touraine (6,5), Guyenne (6,4);

an Schafen: Languedoc (148), Guyenne (143), Auvergne (76), Champagne (60), Dauphine (56), Bourbonnais (45), Provence (24);

an Schweinen: Touraine (27), Marche (20), Bourbonnais (15), Guyenne (15) und Auvergne (13).

Der Zutrieb vom **Ausland** her ist in La Villette verhältnismäßig gering; **Rinder** sind mit Ausnahme einer Sendung von 154 Ochsen aus Algier und von 48 Ochsen aus Montenegro im Jahre 1910 aus dem Ausland überhaupt nicht eingeführt worden.

Schafe werden regelmäßig (jährlich zwischen 170 und 180 Tausend) aus Algier aufgetrieben, ferner sandten 1908 Rußland 300; 1909 England 2779 und Montenegro 1059; 1910 Holland 60 Stück Schafe auf den Pariser Markt.

Von **Schweinen** waren im Jahre 1908 aus England 3196 Stück eingeführt worden.

B. Ein- und Ausfuhr von Vieh. Herkunfts- und Bestimmungsländer.

1. Die Vieh-Einfuhr in Frankreich (nach Anzahl, Wert und Herkunft) 1908 bis 1912.

a) Einfuhr von Pferden, Maultieren und Eseln.

Es wurden eingeführt	1908	1909	1910	1911	1912
Hengste . . . . Stück	6024	5116	3728	2478	2901
Wallachen . . . „	3264	3759	3951	3668	2332
Stuten . . . . . „	1469	1649	1690	1649	1150
Fohlen . . . . „	1610	1896	1868	1809	1578
Pferde im ganzen Stück	12367	12420	11237	9604	7961
Maultiere . . . „	2753	2711	1808	1414	1841
Esel . . . . . „	5290	4126	3681	3869	4132
Wert in 1000 Fr.					
Hengste	1458	1358	1103	819	984
Wallachen	3347	3768	4031	3573	2440
Stuten	1542	1731	1775	1731	1208
Fohlen	708	834	822	724	631
Pferde im ganzen . . .	7055	7691	7731	6847	5263
Maultiere	1115	1148	843	720	826
Esel	255	198	195	224	243

Als Herkunftsländer kommen in Betracht für Hengste: namentlich Algier; für Wallachen: Belgien, Österreich-Ungarn, England, weniger Italien, Rußland und Algier; für Stuten: Österreich-Ungarn, England, Belgien, weniger Algier und Tunis; für Fohlen: Belgien, zuweilen Algier; für Maultiere: hauptsächlich Algier; für Esel: Algier und Italien.

b) Einfuhr von Vieh und Geflügel.

Es wurden eingeführt	1908	1909	1910	1911	1912
Bullen . . . . Stück	732	656	628	306	519
Ochsen . . . . „	37 841	17 798	28 376	19 238	7 910
Kühe . . . . „	5 388	6 705	5 689	2 766	2 794
Färsen . . . . „	12 539	10 134	3 988	494	1 878
Jungstiere, Jungochsen . „	3 140	2 300	697	67	432
Kälber (unter 1 Jahr alt) . „	9 669	6 875	5 399	1 901	5 868
Böcke, Hammel u. Mutterschafe „	1 368 992	1 208 172	1 270 804	969 775	813 306
Lämmer . . . . „	3 768	3 417	2 008	815	1 117
Böcke und Ziegen . . . „	2 704	3 023	2 269	1 364	654
Ziegenlämmer . . . . „	45	90	86	29	67
Schweine . . . . „	252 569	16 171	16 138	217 974	394 909
Ferkel . . . . „	10 027	3 177	1 996	997	2 056
Geflügel . . . . dz	10 856	10 028	10 210	9 140	9 554
Tauben . . . . „	29 858	30 103	29 117	30 296	32 802
Kaninchen . . . . „	—	—	4 449	1 806	1 301

Es wurden eingeführt	1908	1909	1910	1911	1912
Wert in 1000 Frank					
Bullen	157	162	155	86	146
Ochsen	7 681	3 749	6 186	4 492	1 873
Kühe	1 298	1 662	1 571	783	774
Färsen	2 131	1 798	744	99	355
Jungstiere, Jungochsen	436	274	104	12	75
Kälber unter 1 Jahr	1 232	748	575	183	934
Böcke, Hammel und Mutterschafe	36 727	34 857	36 827	29 457	24 639
Lämmer	83	68	50	20	28
Böcke und Ziegen	54	60	45	27	13
Ziegenlämmer	—	1	1	—	1
Schweine	26 969	1 909	2 232	29 561	48 731
Ferkel	170	51	34	18	37
Geflügel	1 813	1 675	1 725	1 545	1 615
Tauben	8 211	8 278	8 007	8 331	9 021
Kaninchen	—	—	400	163	117

Herkunftsländer für das eingeführte Vieh sind hauptsächlich die nordafrikanischen Kolonien, insbesondere Algier. Die Einfuhr von Vieh aus dem eigentlichen Ausland ist daneben, selbst wenn die Grenze offen ist, verhältnismäßig gering.

Es wurden ausgeführt aus	Schlachtvieh	1908	1909	1910	1911	1912
Algier	Ochsen	35 881	16 384	22 780	16 529	4 970
	Schafe	1 276 686	1 054 903	1 229 919	947 338	777 277
	Schweine	4 149	311	7 234	21 571	13 522
Tunis	Ochsen	1 514	548	4 829	1 572	2 000
	Schafe	46 170	60 983	28 619	20 757	35 419

Die Rinder- und Schafeinfuhr aus Algier und Tunis beginnt in der Regel gegen den Monat Mai, erreicht ihren Höhepunkt meist im Juli und endigt gegen Mitte September. Auch die Schweineeinfuhr aus Algier ist in den Sommermonaten etwas höher, verteilt sich im übrigen aber ziemlich gleichmäßig auf das ganze Jahr.

Die übrigen französischen Kolonien kommen bis jetzt für die Vieheinfuhr wenig in Betracht; aus Madagaskar eingeführte Tiere kamen in so unvorteilhaftem Zustand an, daß der Versuch nicht wiederholt wurde. Die Einfuhr aus Senegal soll sich besser bewährt haben. Marokko wird dagegen voraussichtlich in einigen Jahren eine beträchtliche Rolle bei der Einfuhr spielen. Ein ansehnlicher Grenzverkehr findet mit Rindern (namentlich Kühen und Kälbern) und besonders auch mit Schweinen, weniger mit Schafen, von der Freizone von Hochsavoyen und Gex her statt. Vom eigentlichen Ausland hatte in den letzten Jahren Holland die Haupteinfuhrziffer, namentlich in Schweinen, Schafen, Jungrindern, Kälbern und Kühen aufzuweisen. Holland führte nach Frankreich ein: Schweine (in 1000 Stück) 1908: 242; 1909: 13; 1910: 5; 1911: 188; 1912: 450; Schafe 1908: 9; 1909: 76; 1910: 7; Rinder 1908: 21; 1909: 31; 1910: 5. Von den übrigen Staaten tritt noch Spanien etwas hervor.

Außerdem kommen aus den genannten Ländern sowie auch aus Großbritannien, Belgien und der Schweiz noch einige Stück Zuchtvieh mit besonderer ministerieller Genehmigung zur Einfuhr.

2. Die Viehausfuhr aus Frankreich (nach Anzahl, Wert und Bestimmungsländern in den Jahren 1908 bis 1912).

a) Ausfuhr von Pferden, Maultieren und Eseln aus Frankreich 1908 bis 1912.

Es wurden ausgeführt	1908	1909	1910	1911	1912
Hengste . . . . Stück	2 603	3 175	3 411	3 089	3 227
Wallachen . . . „	15 170	14 263	16 742	20 292	22 301
Stuten . . . . . „	4 748	5 610	7 025	7 336	7 162
Fohlen . . . . „	3 141	2 443	3 596	4 329	3 546
Insgesamt Pferde . Stück	25 662	25 491	31 774	35 046	36 236
Maultiere . . . . „	13 817	13 379	14 423	17 760	14 649
Esel . . . . . „	568	435	454	426	480
Wert in 1000 Frank:					
Hengste	6 508	7 938	8 528	7 723	8 068
Wallachen	14 412	13 550	15 905	19 277	21 186
Stuten	4 036	4 769	5 971	6 236	6 088
Fohlen	1 131	855	1 259	1 515	1 241
Insgesamt Pferde . . .	26 086	27 121	31 663	34 751	36 583
Maultiere	8 696	8 981	9 375	12 432	10 254
Esel	61	80	64	64	72

Ausfuhr nach Bestimmungsländern 1908 bis 1912.

Es wurden ausgeführt	1908	1909	1910	1911	1912
Wallachen nach:					
Deutschland . . . . Stück	3 588	2 892	4 274	5 339	5 570
Belgien . . . . . „	3 700	2 659	3 998	4 217	4 110
der Schweiz . . . . „	4 070	3 314	4 110	5 414	6 467
Italien . . . . . . „	2 201	1 793	2 426	3 584	5 811
den übrigen Ländern „	1 611	3 605	1 934	3 459	2 429
Stuten nach:					
Deutschland . . . . Stück	870	997	1 264	950	811
Belgien . . . . . „	2 072	1 593	2 541	2 977	2 652
der Schweiz . . . . „	663	1 084	1 358	—	—
den übrigen Ländern „	1 153	1 936	1 862	4 757	4 143
Maultiere nach:					
Spanien . . . . . Stück	11 576	11 544	11 674	14 611	11 458
Italien . . . . . . „	1 549	1 199	1 732	2 111	1 572
Algier . . . . . . „	492	427	766	—	—
den übrigen Ländern „	200	209	251	1 113	1 742

b) Ausfuhr von Vieh und Geflügel aus Frankreich (nach Stückzahl bezw. Gewicht und Wert) 1908 bis 1912.

Es wurden ausgeführt		1908	1909	1910	1911	1912
Bullen	Stück	367	1 034	8 006	6 715	6 235
Ochsen	„	26 032	22 917	48 685	47 719	49 972
Kühe	„	11 866	6 560	20 568	23 110	18 559
Färsen	„	572	462	1 437	1 667	2 174
Jungstiere und Jungochsen	„	85	65	457	482	216
Kälber	„	11 845	18 254	75 541	85 546	38 193
Böcke, Hammel, Mutterschafe	„	11 848	7 879	8 923	11 062	9 657
Lämmer	„	25 323	25 943	31 506	34 318	33 108
Ziegen	„	1 351	1 038	1 424	1 306	1 309
Ziegenlämmer	„	1 572	1 380	1 549	1 458	1 442
Schweine	„	25 556	89 834	126 876	29 807	28 656
Ferkel	„	2 256	4 694	3 312	3 549	4 809
Geflügel	dz	4 218	4 348	4 057	3 430	2 357
Tauben	„	69	139	85	167	75
Kaninchen	„	—	—	863	878	1 138
Wert in 1000 Frank:						
Stiere		306	136	2 721	2 446	2 247
Ochsen		8 468	9 122	20 700	21 328	22 288
Kühe		1 586	2 890	6 010	6 887	6 050
Färsen		103	124	287	343	505
Jungstiere und Jungochsen		12	15	95	103	46
Kälber		1 050	1 574	7 152	8 901	4 054
Böcke, Hammel, Mutterschafe		401	241	323	420	348
Lämmer		557	519	945	1 030	996
Ziegen		27	21	36	33	33
Ziegenlämmer		13	11	15	15	14
Schweine		2 262	11 243	16 674	2 853	2 634
Ferkel		41	80	58	71	96
Geflügel		747	726	686	580	398
Tauben		19	38	23	46	21
Kaninchen		—	—	86	88	114

Der Stückwert der ausgeführten Tiere ist hiernach wesentlich höher als derjenige der eingeführten, ein Beweis dafür, daß namentlich bessere Tiere zu lohnenden Preisen ins Ausland abgesetzt werden und mit ihrem Gesamtwert die für den Fleischkonsum nötige Mehreinfuhr von Schafen, Schweinen und Geflügel reichlich bezahlen.

Die Bestimmungsländer, nach denen die Viehausfuhr geht, sind namentlich (mit der Ausfuhrmenge im Jahre 1910) Schweiz: Ochsen 35000, Kälber 8000, Schweine 54000; Italien: Ochsen 4000, Kälber 58000; Spanien: Schweine 11000. Nach Deutschland wurden im letzten Vierteljahr 1910 ausgeführt: 6017 Ochsen; nach der Freizone im Jahre 1910: Ochsen 3000, Kälber 15000, Schweine 30000.

C. Viehbeförderung auf Eisenbahnen und Schiffen.

1. Schutz der Tiere.

Der Tierschutz ist durch das Gesetz vom 21. Juni 1898, betr. Feldpolizei [1]), Artikel 65 bis 72 geregelt. Mißbräuchliche, schlechte Behandlung der Haustiere ist untersagt. Jeder Unternehmer einer Sendung von Vieh zu Land oder zu Wasser hat dafür zu sorgen, daß seine Tiere mindestens alle 12 Stunden getränkt und gefüttert werden; sind die Tiere von einem Wärter begleitet, so hat der Unternehmer die zur Tränkung und Fütterung nötigen Eimer, Tröge und andere Geräte, wie auch das Tränkwasser umsonst zu liefern. Den Eisenbahnverwaltungen ist die Beachtung bestimmter Vorschriften über die Tierbeförderung zur Pflicht gemacht, die u. a. auch die Anzahl der in einem Eisenbahnwagen zu verladenden Tiere bestimmen.

2. Desinfektion.

Ein gemeinsamer Erlaß der Minister für Landwirtschaft und für öffentliche Arbeiten vom 26. Mai 1903 trifft für Viehtransporte auf Eisenbahnen Bestimmungen über die Reinigung der Transportmittel von Ansteckungsstoffen. Für die Überland- und Schiffstransporte gilt zur Zeit noch ein Erlaß vom 1. April 1898.

Jeder Transportunternehmer zu Lande (Fuhrunternehmer oder Eisenbahnverwaltungen) oder zu Wasser (Schiffahrtsgesellschaften), der Vieh befördert hat, ist verpflichtet, jederzeit und auch ohne daß Ansteckungsgefahr besteht, die Transportmittel, Verlade-Einrichtungen und -Gerätschaften, Schuppen, Kais, überhaupt alles, womit die Tiere in Berührung gekommen sind, nach jeder Beförderung, sei sie von kurzer oder langer Dauer gewesen und auch, wenn die beförderten Tiere völlig gesund waren, zu reinigen, zu waschen und nach besonderen Vorschriften zu desinfizieren.

Die Eisenbahnwagen und Abteile von solchen sind zu desinfizieren, gleichgültig, ob die Tiere offen oder in Buchten, Kisten, Käfigen, Körben befördert wurden. Die Desinfektion hat entweder auf der Bestimmungsstation selbst zu erfolgen oder auf einer benachbarten, eigens zur Desinfektion eingerichteten und ausgerüsteten Station zu geschehen. Gepäckwagen können nur auf der Endstation des Zuges desinfiziert werden. Sofort nach der Verladung des Viehes werden die Viehwagen und Abteile äußerlich, die Gepäckwagen im Innern mit einem Zettel versehen, der den Namen der Abgangsstation und die Weisung trägt: „Zu desinfizieren bei der Ankunft." Kann an der Bestimmungs- oder Endstation die Desinfektion nicht ausgeführt werden, so wird diese Weisung überklebt durch eine andere, welche die Desinfektionsstation angibt. Nach der Desinfektion wird dieser Zettel ersetzt durch einen neuen, der den Namen der Station, die den Wagen desinfiziert hat und die Aufschrift „Desinfiziert" trägt. Alle diese Zettel müssen mit Tagesstempel bedruckt sein.

Den Eisenbahngesellschaften ist es verboten, Viehwagen oder Gepäckwagen oder Abteile, in denen Vieh befördert wurde, wieder zu beladen, ohne daß sie zuvor desinfiziert wurden und die Inschrift „Desinfiziert" tragen. Ebenso dürfen sie keine Verpackungs- und andere Gegenstände, die bei der Beförderung von Wiederkäuern

[1]) Veröffentl. d. Kaiserl. Gesundheitsamts 1898 S. 799.

und Schweinen gedient haben, zur Beförderung annehmen, bevor diese Gegenstände gründlich gereinigt wurden.

Die Desinfektion kann nach Wahl der Eisenbahngesellschaft ausgeführt werden mit:

1. 10%iger Kalkmilch (diese muß kurz vor der Anwendung aus gelöschtem Kalk hergestellt sein).

2. 10%igem (Handels-) unterchlorigem Natrium oder Kalium (1 Liter mindestens 5gradigen Hypochlorits mit 9 Liter Wasser versetzt).

3. 1%iger alkalischer Kreosotlösung.

4. Bestrahlung mit Wasserdampf.

Die desinfizierende Flüssigkeit muß unter kräftigem Bürsten oder unter Druck mittels eines Zerstäubers (oder irgend eines anderen Apparates) aufgetragen werden.

Die Reinigung von Ansteckungsstoffen umfaßt folgende Arbeiten:

Entfernen der vorher mit dem Desinfektionsmittel reichlich besprengten Streu und der tierischen Auswurfstoffe aus dem Viehwagen (oder dem Gepäckwagen) unter Abkratzen und Abbürsten der Wände und des Bodens und Auskratzen ihrer Spalten; Wegnahme aller Leinen oder Stricke, mit denen die Tiere im Wagen angebunden waren; hierauf kräftiges Bestrahlen mit Wasser und Abbürsten aller Teile des Wagens, die irgendwie durch Ausscheidungen der Tiere beschmutzt sein können, in der Weise, daß keine Spur von Streu und Auswurf zurückbleibt; das Waschen hat sich auf das Innere und Äußere des Wagens auszudehnen. Nach genügendem Trocknen wird sodann der Wagen mit einem der obengenannten Mittel derart desinfiziert, daß Boden, Wände, Türen, Lukenverschlüsse, Stangen, Handhaben, kurz alles, was mit den Tieren oder ihren Ausscheidungen in Berührung gekommen sein kann, der Einwirkung des Desinfektionsmittels ausgesetzt wird. Bei Stallwagen hat sich die Waschung außerdem noch auf die ganze Stalleinrichtung auszudehnen; die Desinfektion dagegen kann sich hier auf die Teile beschränken, mit denen die Mäuler der Tiere in Berührung gekommen sein können. Andere Desinfektionsmittel als die oben genannten können mit ministerieller Genehmigung angewendet werden. Die Desinfektion hat innerhalb 48 Stunden nach dem Ausladen des Viehes zu geschehen; diese Frist kann um 24 Stunden erweitert werden, falls der Wagen nicht in der Entladestation desinfiziert werden kann, sondern hierzu nach einer eigenen Desinfektionsstation geschickt werden muß.

Die Schuppen, Standorte, Verladeplätze, Viehparks innerhalb der Stationen, die Verladerampen und Brücken und alle beim Verladen gebrauchten Gegenstände werden in der Weise desinfiziert, daß die an ihnen haftenden tierischen Auswurfstoffe zunächst mit dem Desinfektionsmittel besprengt und sodann entfernt werden; hierauf wird alles ausgiebig mit Wasser abgewaschen. Dasselbe gilt für Tränkeimer und -tröge. Ebenso müssen die Geleise, auf denen die Wagen gereinigt werden, in gutem Zustand erhalten und nach jeder Ver- und Entladung gesäubert und desinfiziert werden.

Die aus den Wagen entfernten sowie die auf den Verladeplätzen und ihren Zugangswegen aufgesammelten Auswurfstoffe und das Streumaterial sind auf einem den Tieren unzugänglichen Platze abzulegen, und diese Abfallstoffe müssen auf ihrer ganzen Oberfläche je mindestens einmal alle 24 Stunden, die dem ersten oder einem neuen

Ablegen folgen, mit dem Desinfektionsmittel besprengt werden. Die Stoffe dürfen nicht länger als höchstens 14 Tage innerhalb der Stationen lagern, müssen aber auf alle Fälle vor ihrer Weiterlieferung von seiten der Entladestation desinfiziert worden sein.

Die Bahnverwaltungen erheben für die Desinfektion von den Vieheigentümern eine Taxe, deren Höhe vom Ministerium der öffentlichen Arbeiten festgesetzt wird.

Wagen, die mit einem oder mehreren seuchekranken Tieren an der Grenze ankommen, dürfen (nachdem die Tiere zwecks vorschriftsmäßiger Weiterbehandlung ausgeladen wurden) erst nach vorheriger, unter Leitung des untersuchenden Veterinärs durchgeführter Desinfektion auf französisches Gebiet eingelassen werden.

Vom Ausland kommende leere oder mit Gütern beladene Wagen, die ersichtlich vorher zur Viehbeförderung gedient haben und mangelhaft desinfiziert sind, werden zurückgewiesen, falls nicht etwa die französische Eisenbahngesellschaft ihre Desinfektion an der Grenzstation übernimmt. Enthalten solche Wagen aber Vieh, so wird der ganze Transport abgewiesen.

Die Überwachung der Desinfektion des Eisenbahnmaterials liegt einerseits den kontrollierenden Ingenieuren der Betriebsabteilungen ob, andererseits den Grenz-Veterinär-Inspektoren und Departementstierärzten, die ihrerseits den Generalinspektoren unterstehen.

Die Beamten des Sanitätspolizeidienstes, denen seitens des Landwirtschaftsministers und des Departementspräfekten kommissarische Befugnisse erteilt sind, haben jederzeit freien Zutritt zu den Ein- und Auslade- und Desinfektionsstationen; sie berichten dem Landwirtschaftsminister über die von ihnen als notwendig erkannten Änderungen und Verbesserungen. Die beamteten Tierärzte können sich auf ihren dienstlichen Gängen von dem diensttuenden Polizeikommissar begleiten lassen und ihm, falls er bei der Besichtigung nicht anwesend ist, mündlich oder schriftlich Mitteilung von festgestellten Übertretungen machen, worüber jeweils ein Protokoll dem Staatsanwalt und der Eisenbahnbetriebsleitung auszuhändigen ist, während dem Landwirtschaftsminister auf dem Dienstwege über die Untersuchung und ihre weiteren Folgen zu berichten ist.

Auf Überlandtransporte zu Wagen und auf Schiffstransporte finden die oben genannten einzelnen Bestimmungen sinngemäße Anwendung.

D. Beaufsichtigung der Viehmärkte, der Gastställe und öffentlichen Tierschauen.

Nach Artikel 63 des Gesetzes vom 21. Juni 1898[1]), betreffend die Feldpolizei, haben alle Gemeinden, in denen Pferde- oder Viehmärkte abgehalten werden, auf ihre Kosten, zu deren Deckung sie eine Zutriebs Taxe erheben können, Tierärzte für die gesundheitliche Überwachung der zugetriebenen Tiere anzustellen. Die Viehmarktplätze müssen in besondere Abteilungen für jede einzelne Tiergattung abgegrenzt und womöglich je mit eigenem Zugang versehen sein. Gesonderte Marktplätze für jede Tiergattung sind erwünscht. Soweit der Platz ausreicht, sollen die demselben Besitzer gehörigen Tiere gruppenweise zusammengestellt und von denjenigen anderer

[1]) Veröffentl. d. Kaiserl. Gesundheitsamts 1898 S. 799.

Besitzer durch einen freien Raum getrennt sein. Der überwachende Tierarzt hat die Tiere einzeln oder gruppenweise bei ihrer Ankunft und auf dem Markte selbst zu untersuchen; er hält sich also am Marktzugange auf, nimmt die vorgeführten Tiere in Augenschein und hält die kranken und verdächtigen vom Betreten des Marktes zurück; er begeht sodann den Markt selbst und besichtigt die Reihen und Gruppen „mit all der Sorgfalt, die die Anzahl der Tiere und die Dauer des Marktes zu entfalten zuläßt“. Der überwachende Tierarzt hat jeden Fall von Seuchenausbruch oder Seuchenverdacht sofort nach dem Entdecken der Ortsbehörde anzuzeigen; er stellt die Herkunft des Tieres und die Wege fest, die das Tier begangen und die Orte, an denen es sich aufgehalten hat, und forscht nach dem Ursprung der Krankheit. Die Marktortsbehörde hat die vom Tierarzt verordneten Abwehrmaßregeln zu treffen und benachrichtigt den Bürgermeister der Herkunftsgemeinde des kranken Tieres, dessen Weiterbehandlung nach den Seuchenabwehrbestimmungen geschieht.

Sofort nach Beendigung des Marktes sind der Boden, etwaige Hallen oder Ställe, Wiegevorrichtungen, Ringe, Ketten, kurz alles, was die Tiere beschmutzen konnten, (unter Verantwortung des Bürgermeisters) zu säubern und zu desinfizieren. Alle Veranstaltungen, bei denen Tiere in größerer Anzahl zusammenkommen, z. B. Tierschauen, unterliegen diesen Bestimmungen.

Wird ein Viehmarkt oder ein anderer zur Tierschau oder zum Viehhandel bestimmter Gemeindeplatz als verseucht befunden, so hat der Departementstierarzt dem Bürgermeister und Präfekten darüber zu berichten, worauf der Bürgermeister die angeratenen Reinigungsmaßnahmen zu veranlassen verpflichtet ist. Bei Zuwiderhandlung kann der Präfekt nach vorausgegangener (vergeblicher) Mahnung die Schließung des Viehmarktes anordnen oder auf Kosten der Gemeinde die zur Beseitigung der gesundheitsschädlichen Verhältnisse nötigen Maßregeln vorschreiben; er hat dann den Gemeinderat zur Bewilligung der Kosten aufzufordern, kann aber, wenn er es für notwendig erachtet, auch amtlich die entsprechende Summe ins Gemeindebudget einfügen lassen.

Wie die Viehmärkte und die Verladestationen, sind auch alle öffentlichen Gastställe (für jegliche Tiergattung), seien sie unentgeltlich oder gegen Bezahlung nutzbar, der Überwachung durch den Sanitätstierarzt unterworfen. Es sind daher deren Inhaber oder das Aufsichtspersonal verpflichtet, dem Sanitätstierarzt zu etwa nötig werdenden Feststellungen Zutritt zu gewähren; nach Sonnenuntergang muß der Tierarzt vom Bürgermeister oder einem Polizeiorgan begleitet werden. Findet er die Räumlichkeiten ungesund für Haustiere, so gibt er die nötigen Abänderungsmaßnahmen an, werden die Übelstände nicht abgestellt, so berichtet er unter Angabe der von ihm getroffenen Vorschriften an den Bürgermeister und Präfekten. Der Präfekt kann auf Kosten des betreffenden Inhabers die Durchführung dieser Vorschriften innerhalb einer festgesetzten Frist anordnen. In dringlichen Fällen kann der Bürgermeister vorläufige Maßnahmen anordnen. Von dem Tage an, an dem die Verordnung des Präfekten oder Bürgermeisters dem Berechtigten zur Kenntnisnahme gegeben worden ist, bis zur Durchführung der vorgeschriebenen Maßnahmen, ist die Benutzung der als ungesund befundenen Räumlichkeiten untersagt.

IV. Bekämpfung der Viehseuchen.

A. Abwehrmaßregeln gegen die Einschleppung von Viehseuchen aus dem Auslande.

a) Allgemeine Bestimmungen über die Ein- und Durchfuhr von Vieh.

Das Gesundheits-Polizei-Gesetz vom 21. Juli 1881, teilweise abgeändert durch das Gesetz, betreffend die Feldpolizei, (den Code rural) vom 21. Juni 1898[1]), enthält folgende Bestimmungen.

Alle zur Einfuhr nach Frankreich bestimmten Einhufer, Rinder, Schafe, Ziegen und Schweine werden beim Betreten des Landes auf Kosten der Einführenden einer gesundheitspolizeilichen Untersuchung unterzogen, die über ihren Einlaß entscheidet. Zur Einfuhr zugelassene Rinder werden gekennzeichnet.

Dieselbe Maßregel kann auf Hunde, Geflügel und andere Tiere ausgedehnt werden, falls sie als Krankheitsträger in Frage kommen können.

Die Regierung kann bei drohender Gefahr der Einschleppung von Viehseuchen die Einfuhr einzelner Tiergattungen oder von Gegenständen, die eine Ansteckung inländischen Viehes hervorrufen können, durch Präsidialverordnung ganz verbieten oder vorschreiben, daß gewisse Tiergattungen, nachdem sie bei der Einfuhr gesund befunden, noch einer Quarantäne unterworfen werden, deren Zeitdauer, für jede Krankheit besonders, vom Landwirtschaftsminister nach dem Gutachten des Landes-Seuchen-Kollegiums bestimmt wird.

Wenn im Ausland, nahe der französischen Grenze, eine Seuche ausbricht, so kann der Landwirtschaftsminister vorübergehend die Einfuhr der für die Seuche empfänglichen Tiere über den bedrohten Teil der Grenze verbieten; er kann ferner eine Zollstation, die innerhalb einer ganz oder teilweise verseuchten französischen Grenzgemeinde liegt, zeitweise für die Einfuhr schließen oder die Wege bestimmen, welche die Tiere zur Umgehung der verseuchten Gemeinde nehmen müssen.

Wird der Ausbruch einer Seuche im Ausland in nächster Nähe der Grenze gemeldet, so hat der Präfekt des bedrohten Departements den Verkehr mit Tieren zwischen dem verseuchten Auslandsgebiet und den anliegenden französischen Grenzgemeinden sofort zu untersagen. Er kann gleichzeitig die Feststellung, Zählung und das Kennzeichnen aller Tiere vorschreiben, bei denen die Möglichkeit einer Ansteckung durch die im Ausland ausgebrochene Seuche vorliegt. Während der Gültigkeitsdauer dieser Anordnung muß in den betreffenden Gemeinden dem Bürgermeister jedes neu eingetroffene Tier angezeigt und der Nachweis seiner Herkunft erbracht werden.

Die Regierung kann weiterhin an der Grenze die Schlachtung kranker oder ansteckungsverdächtiger Tiere auf Kosten und ohne Entschädigung der Einführenden vorschreiben und überhaupt alle zur Abwehr der Seuchengefahr erforderlichen Maßnahmen treffen.

Allgemeine veterinärpolizeiliche Vorschriften bei der Einfuhr von Vieh sind enthalten in der Präsidialverordnung vom 11. Juni 1905[2]) sowie in den vom Landwirtschaftsminister dazu erlassenen Ausführungsbestimmungen vom 25. Oktober 1905[3]).

---

[1]) Veröffentl. d. Kaiserl. Gesundheitsamts 1898 S. 799. — [2]) Desgl. 1905 S. 1254. — [3]) Desgl. 1906 S. 479.

Hiernach dürfen Einhufer, Wiederkäuer und Schweine, soweit ihre Einfuhr überhaupt gestattet ist, nur über bestimmte Zollämter, nach Feststellung ihres Gesundheitszustandes, eingeführt werden. Von den 133 für das französische Festland bestimmten Zollämtern kommen für die deutsche Grenze in Betracht: Mont-Saint-Martin, Longwy, Batilly, Arnaville, Pagny-sur-Moselle, Xures, Igney-Avricourt, Nouveau-Saales, Plainfaing, Petit-Croix, Montreux-Château, Delle.

Beim Einfuhrgesuch ist ein Herkunfts- und Gesundheitszeugnis für die Tiere vorzulegen. Das Zeugnis muß von einem Tierarzt stammen, der die Tiere am Herkunftsort untersucht hat; es muß enthalten: Ort und Zeitpunkt der Untersuchung, Beschreibung der einzelnen Tiere bei Einhufern und Rindern, lediglich ihre Zahl bei Schafen, Ziegen und Schweinen, ferner ihre Herkunft sowie die Bescheinigung, daß die Tiere nicht seuchenkrank oder seuchenverdächtig sind und aus einem seuchenfreien Orte kommen. Das Zeugnis muß von der Heimatbehörde beglaubigt sein, die auch zu bestätigen hat, daß am Herkunftsort weder eine für die betreffende Tierart in Frage kommende Seuche herrscht noch im Verlauf der letzten sechs Wochen geherrscht hat. Dieses Zeugnis darf nicht früher ausgestellt sein, als drei Tage vor Abgang der Tiere am Herkunftsorte. Die auf der Reise verbrachte Zeit wird nach den Wagen- oder Schiffs-Begleitscheinen berechnet oder mangels solcher von den Zollbeamten festgestellt. Tiere, die ohne Herkunftszeugnis, oder solche, die nicht innerhalb der zur Herreise benötigten Frist vorgestellt werden, sind an der Grenze zurückzuweisen.

In Zollämtern ohne eigene Veterinärinspektion kann das von einem ausländischen Tierarzt ausgestellte Gesundheitszeugnis mit dessen von der Heimatbehörde beglaubigter Unterschrift an Stelle der Untersuchung der Tiere treten. Diese Zeugnisse haben nur drei Tage Gültigkeit und sind den Zollbeamten auszuhändigen.

Alle an der Grenze eintreffenden, zur Einfuhr oder Durchfuhr bestimmten Tiere müssen zur tierärztlichen Untersuchung ausgeladen werden. Sofern die Tiere zur See ankommen, findet an Bord eine erstmalige Besichtigung statt. Die Tiere müssen dazu gruppenweise so aufgestellt werden, daß man sich frei zwischen ihnen bewegen kann; anderenfalls wird die Ausschiffungserlaubnis verweigert.

In den für die Vieheinfuhr geöffneten Seehäfen müssen besondere Ausladekais und Quarantäneanstalten vorhanden sein, deren Einrichtung vom Landwirtschaftsminister genehmigt sein muß und für deren Herstellung und Unterhaltung von der betreffenden Ortsbehörde besondere Gebühren erhoben werden können.

Für den Grenzverkehr mit Vieh bestehen gewisse Erleichterungen. So können in gewöhnlichen Zeiten Arbeitstiere, d. h. Tiere, die sich im Dienste einer öffentlichen Verkehrseinrichtung, des Treidelbetriebes, von Geschäftsreisenden, umherziehenden Händlern oder Budenbesitzern usw. befinden, frei die Grenze überschreiten. Der Veterinärinspektor kann solche Tiere jederzeit auf der Straße oder im Gaststall einer Untersuchung unterwerfen. Die Führer von Tieren, die im Dienste einer öffentlichen Verkehrseinrichtung arbeiten, müssen stets ein Herkunfts- und Gesundheitszeugnis ihrer Tiere bei sich führen, das je für einen Monat Gültigkeit hat.

Für Treideltiere braucht, soweit ihre Gattung überhaupt zur Einfuhr zugelassen ist, nach der Ministerialverfügung vom 25. Oktober 1905[1]) ein Herkunfts- und Gesundheitszeugnis nicht beigebracht zu werden, falls sie über ein mit Veterinärinspektion ausgestattetes Zollamt eingehen. Sie werden dann am Zollhafen untersucht gegen eine Stückgebühr von 1 Fr. für Einhufer und 50 Cts. für Rinder und erhalten einen Passierschein, auf Grund dessen sie bei Wiedereingang innerhalb eines Monats gebührenfrei untersucht werden. Nach Ablauf eines Monats wird ein neuer gebührenpflichtiger Passierschein ausgestellt.

Weidetiere, die vom Ausland auf französische Weiden gebracht werden, können über jedes Zollamt eingeführt werden. Tiere von Einheimischen, die jenseits der Grenze auf der Weide waren, können dagegen nur über das Zollamt, durch das sie hinausgebracht wurden, wieder hereingelassen werden. Besitzt das fragliche Zollamt einen eigenen Sanitätsdienst, so werden die Weidetiere, fremde wie einheimische, vom Veterinärinspektor kostenlos untersucht und, falls sie gesund befunden werden, ohne weitere Formalität eingelassen. In Zollämtern ohne Sanitätsdienst hat an Stelle der Untersuchung die Beibringung eines Herkunfts- und Gesundheitszeugnisses zu treten, das nicht länger als acht Tage Gültigkeit hat.

Für Tiere, die aus der Freizone von Hochsavoyen und Gex stammen, oder solche, die zeitweise auf ausländische Märkte ausgeführt waren und wieder zurückgebracht werden, findet die sanitäre Grenzuntersuchung ebenfalls kostenlos statt (Ministerialerlaß vom 21. Oktober 1909).

Wenn Tiere französischer Herkunft, die aus Frankreich ausgeführt wurden, von dem fremden Grenzdienst wegen ungenügender Zeugnisse oder wegen einer Seuche oder eines Seuchenverdachts auf französisches Gebiet zurückgeschickt werden, so dürfen sie nur über das französische Zollamt, das sie beim Austritt abgefertigt hat, wieder eingeführt werden (Ministeriaterlaß vom 2. September 1909). Wenn die Zurückweisung nur aus formellen Gründen (Unregelmäßigkeiten in den Begleitpapieren oder dergleichen) erfolgt ist und keinerlei Krankheitsverdacht vorliegt, so kann der Zolleinnehmer (unter Meldung des Vorfalles an den Landwirtschaftsminister) die Tiere den Eigentümern zurückgeben. Sind die Tiere jedoch wegen Seuchenausbruchs oder -verdachts zurückgewiesen worden, so ist sofort, unter gleichzeitigem Bericht an den Landwirtschaftsminister, der Bürgermeister der Gemeinde, in der das betreffende Zollamt liegt, zu benachrichtigen. Dieser bestimmt sodann einen Sanitätstierarzt, der die zurückgewiesenen Tiere auf Kosten der Eigentümer zu untersuchen hat. Bis zur Ankunft des Tierarztes dürfen die Tiere weder ausgeladen noch, wenn sie auf der Straße zugetrieben wurden, der Aufsicht der Zollbehörde entzogen werden. Ist dem Zollamt ein eigener Veterinärinspektor beigegeben, so hat er die aus veterinärpolizeilichen Gründen zurückgewiesenen Tiere, falls sie während seiner Dienststunden ankommen, sofort kostenlos zu untersuchen und unter Berichterstattung an den Landwirtschaftsminister den Bürgermeister der Grenzgemeinde zu benachrichtigen, der dann, je nach der Art der festgestellten Krankheit, die vorgeschriebenen Maßnahmen verfügt. Diese

[1]) Veröffentl. d. Kaiserl. Gesundheitsamts 1906, S. 484.

Maßnahmen sind im allgemeinen dieselben, wie sie zur Bekämpfung der einzelnen Seuchen im Inland vorgeschrieben sind.

b) Besondere Maßregeln bei einzelnen Seuchen.

1. Maßregeln gegen die Einschleppung der Tuberkulose aus dem Auslande.

Die aus dem Ausland kommenden Rinder werden gemäß Artikel 6 der Verordnung, betreffend die Einfuhr von Vieh, vom 11. Juni 1905[1]) beim Betreten des Landes der Tuberkulin-Probe unterworfen. Sie verbleiben zu diesem Zwecke, auf Kosten der Einführenden, mindestens 48 Stunden zur Beobachtung an der Grenze in einem vom Landwirtschaftsminister im Einverständnis mit der Grenzbehörde genehmigten Raume.

Rinder, die bei dieser Probe die charakteristische Reaktion zeigen, werden, falls sie zu Lande eingeführt sind, nach Anbringung eines bleibenden Kennzeichens zurückgewiesen. Sind sie zur See angekommen, so werden sie im Schlachthof des Einfuhrhafens unter Aufsicht des Hafen-Veterinärinspektors geschlachtet.

Ausgenommen von der Tuberkulinprobe sind Kälber (bis zu einem Jahr alt) sowie Schlachtvieh, das nach einem mit öffentlichem Schlachthof versehenen Viehmarktorte bestimmt ist.

Das Schlachtvieh wird durch Durchlochung des rechten Ohres gekennzeichnet. Außerdem erhält das Schlachtvieh einen mit dem Namen des Bestimmungsortes versehenen Passierschein, der dem Grenz-Veterinärinspektor, der ihn ausgestellt hat, binnen 14 Tagen mit dem Vermerk des Schlachthoftierarztes des Bestimmungsortes über die erfolgte Schlachtung der Tiere zurückgeschickt werden muß. Falls die genannten Schlachttiere nicht sämtlich an dem im Passierschein bezeichneten Bestimmungsorte geschlachtet worden sind, dürfen sie nur mit einem neuen, vom Bürgermeister des ersten Bestimmungsorts ausgestellten Passierschein nach anderen, ebenfalls mit öffentlichem Schlachthaus versehenen Orten weitergesandt werden. Auch von diesen ist dann der Schlachtvermerk innerhalb der oben genannten Frist an den Grenztierarzt zu senden.

Die der Tuberkulinprobe zu unterwerfenden Rinder dürfen nur über bestimmte (im ganzen 44) Zollämter eingeführt werden, von denen für die deutsche Grenze in Betracht kommen: Longwy, Batilly, Igney-Avricourt, Petit-Croix und Delle.

2. Maßregeln gegen die Einschleppung sonstiger Seuchen aus dem Auslande.

(Artikel 14 und 15 der Verordnung, betr. die Einfuhr von Vieh, vom 11. Juni 1905[2]).

Rinderpest. Wenn unter den zur Ein- oder Durchfuhr bestimmten Wiederkäuern die Rinderpest ausgebrochen ist, so werden sie beschlagnahmt und auf der Stelle ohne Entschädigung getötet, ohne Rücksicht darauf, ob sie krank sind oder nicht. Die Kadaver werden vergraben, und die Häute zerschnitten. Das gleiche

[1]) Veröffentl. d. Kaiserl. Gesundheitsamts 1905, S. 1254. — [2]) Desgl. S. 1256.

gilt von allen Wiederkäuern, die trotz eines der Rinderpest wegen erlassenen Einfuhrverbotes zur Ein- und Durchfuhr an der Grenze ankommen.

Lungenseuche, Pockenseuche der Schafe, Maul- und Klauenseuche, Rotz und Wurm, Milzbrand, Rauschbrand, Dourine, Schafräude, Rotlauf, Schweineseuche einschl. Schweinepest. Tiere, unter denen bei Ankunft an der Land-Grenze der Ausbruch einer der vorstehend genannten Seuchen festgestellt worden ist, werden mit einem bleibenden Kennzeichen versehen und zurückgewiesen.

Zur See eingeführte Tiere, unter denen Lungenseuche, Schafpocken, Maul- und Klauenseuche oder Schafräude ausgebrochen ist, werden im allgemeinen sofort in dem Schlachthof des Einfuhrhafens unter Aufsicht des Hafen-Veterinärinspektors geschlachtet. Ausnahmen von dieser Regel werden gemacht bei Zuchttieren, falls es sich um Maul- und Klauenseuche oder Schafräude handelt, indem hier die Einstellung in eine Quarantäne zulässig ist. Bei Rotz werden die sicher als rotzkrank erkannten Tiere in der Abdeckerei getötet, rotzverdächtige dagegen zunächst der Mallein-Probe unterworfen. Bei zweifelhaftem Ergebnis kann diese Probe innerhalb sechs Wochen wiederholt werden; bei vollkommen negativem Ergebnis ist die Freigabe der Tiere zur Einfuhr gestattet.

Die von Dourine befallenen Einhufer dürfen erst nach der unter Aufsicht des Hafen-Veterinärinspektors vorgenommenen Kastration eingeführt werden.

Bei Milz- und Rauschbrand sowie bei Rotlauf werden die als krank ermittelten Tiere der Abdeckerei zur Tötung, die ansteckungsverdächtigen dem Schlächter überwiesen. Die Tötung hat stets unter Aufsicht des Hafen-Veterinärinspektors zu geschehen.

Die Untersuchungsgebühr für das Stück beträgt bei den Zollämtern mit Grenz-Veterinärinspektion für

a) Pferde, Esel, Maultiere 1,00 Fr.,

b) Schafe, Ziegen, Schweine (junge und alte) 0,10 Fr.,

c) Rinder (nicht zu kennzeichnende) junge 0,25 Fr., ältere 0,50 Fr.,

d) Schlachtrinder (zu kennzeichnende) junge 0,50 Fr., ältere 0,75 Fr.,

e) Tuberkulin- oder Mallein-Prüfung bei Rindern bezw. Einhufern 1,50 Fr.

Die tierärztliche Untersuchung geschieht in der Regel an den dafür festgesetzten Tagen oder Stunden, darf aber nach dem Ministerialerlaß vom 24. Juli 1908 auch außerhalb der regelmäßigen Beschauzeiten gegen Entrichtung von besonderen Gebühren erfolgen. Die Einführenden haben dabei spätestens einen Tag vor der gewünschten Untersuchung den Veterinärinspektor zu benachrichtigen, der im Einvernehmen mit ihnen Tag und Stunde der Untersuchung festsetzt. Die Veterinärinspektoren können die Vorausbezahlung der Gebühr, die für jeden Einführenden nicht unter fünf Frank betragen soll, fordern, müssen jedoch den Betrag zurückerstatten, wenn sie aus irgend einem Grunde zur verabredeten Stunde nicht erscheinen. In diesem Falle kann der Zolleinnehmer auf Grund des auf alle Fälle beizubringenden Herkunfts- und Gesundheitszeugnisses die Besichtigung vornehmen und die Einfuhr zulassen.

Die Kennzeichnung der Tiere geschieht gemäß Ministerialerlaß vom 21. März 1906 mittels einer Lochzange, die ein Loch von 11 mm Durchmesser macht. Sie erfolgt in der Mitte des Ohres, und zwar am rechten Ohre für zum Schlachten eingelassene Tiere, am linken Ohre für als ansteckungsverdächtig zurückgewiesene Tiere. Als seuchenkrank zurückgewiesene Tiere erhalten am linken Ohr zwei Löcher übereinander.

Unmittelbar nach jeder Untersuchung sind alle Stellen, wo Tiere aus- und eingeladen wurden oder gestanden haben, ebenso wie das zum Aus- und Einladen verwendete Material durch die Schiffahrtsgesellschaft, Bahnverwaltung, den Transportunternehmer oder den Einführenden zu reinigen und zu desinfizieren.

Holz, das zu Verschlägen beim Tiertransport zu Schiff gedient hat, darf vom Transportschiff in einem französischen Hafen nur zugleich mit den Tieren ausgeladen werden, falls diese Tiere zur Einfuhr zugelassen sind (Artikel 16 der Verordnung, betreffend die Einfuhr von Vieh, vom 11. Juni 1905).

3. Einfuhr- und Durchfuhrverbote. Ausnahmen, Erleichterungen.

Verboten ist die Ein- und Durchfuhr von Rindern, Schafen, Ziegen und Schweinen:

Aus Deutschland und Österreich-Ungarn durch Ministerialverfügung vom 20. November 1889 [1]); desgleichen durch Ministerialverfügungen verschiedenen Datums aus der Schweiz, aus Belgien, Italien, den Vereinigten Staaten von Amerika, den Niederlanden, den Britischen Inseln, aus Rußland, den Balkanstaaten und dem Orient sowie aus Paraguay, Columbia, Brasilien, Venezuela und Mexiko.

Ausnahmen von dem allgemeinen Verbote der Ein- und Durchfuhr von Rindvieh, Schafen, Ziegen und Schweinen bestehen hinsichtlich der Einfuhr von Schlachtvieh (Schafen und Schweinen), das zum sofortigen Schlachten in französischen Schlachthöfen bestimmt ist. So ist gestattet die Einfuhr von Schafen aus Deutschland und Österreich-Ungarn nach dem Seuchenhofe der Schlachtanstalten von La Villette in Paris während der durch das Reglement des Seuchenhofs festgesetzten Fristen. Die Einfuhr darf über die Zollämter von Jeumont, Anot, Batilly, Avricourt und Delle unter der Bedingung stattfinden, daß die einzuführenden Tiere gesund und von einem am Herkunftsort ausgestellten tierärztlichen Gesundheitszeugnisse begleitet sind, das von der Ortspolizeibehörde beglaubigt und mit einer Bescheinigung darüber versehen ist, daß weder zur Zeit des Abganges der Sendung noch sechs Wochen vorher an dem Herkunftsort unter den Schafen eine ansteckende Krankheit geherrscht hat. Der Transport von den Zollstellen nach dem Seuchenhofe der Schlachtanstalten von La Villette erfolgt in plombierten Wagen, in die die Tiere unmittelbar nach der tierärztlichen Untersuchung bei der Einfuhr in Frankreich zu verladen sind (Verordnung des Ministeriums für Landwirtschaft vom 21. Januar 1892 [2])).

In Ergänzung der vorstehenden Anordnung ist unterm 29. März und 16. Juli 1892 [3]) bestimmt worden

1. daß die Transporte über die Grenzstationen Anor und Jeumont nur dann zuzulassen sind, wenn sie auf diesen Grenzbahnhöfen in von deutschen Zollstellen plombierten Wagen ankommen,

---

[1]) Veröffentl. d. Kaiserl. Gesundheitsamts 1889, S. 718. — [2]) Desgl. 1892, S. 76. — [3]) Desgl. 1892, S. 261 und 649.

2. daß die Einfuhr auch über die Häfen von Dünkirchen, Boulogne und Havre stattfinden darf, wenn der Transport vom Einschiffungshafen nach einem der genannten Häfen unmittelbar erfolgt.

Ferner ist durch Ministerialverordnung vom 3. Mai 1913[1]) die Einfuhr von Schafen, die für den Seuchenhof der Schlachtanstalt zu Nancy zum Abschlachten bestimmt sind, unter der Bedingung gestattet, daß der Transport unmittelbar und in plombierten Wagen über die Zollstellen Batilly, Igney-Avricourt und Delle erfolgt. Die Tiere werden 48 Stunden nach Ankunft in der Schlachtanstalt geschlachtet oder bei Feststellung der Maul- und Klauenseuche oder der Pockenseuche polizeilich getötet.

Ferner ist gestattet die Einfuhr

von russischen Schafen aus Häfen des Schwarzen Meeres über Marseille und aus russischen Ostseehäfen über Dünkirchen, Rouen oder Havre in plombierten Wagen in die Schlachtanstalt von La Villette (Ministerialverfügungen vom 15. Dezember 1890 und 16. April 1891);

von holländischen Schweinen mit einem Mindestgewicht von 50 kg nach La Villette und zahlreichen (etwa 70) Schlachthöfen von meist in der Nähe der Nord- und Ostgrenze Frankreichs liegenden Städten und Seehäfen. (Verschiedene Ministerialverfügungen aus den Jahren 1911 und 1912). Vor der Durchfuhr durch Belgien müssen die Eisenbahnwagen vom belgischen Eingangszollamt plombiert werden. Die Einfuhr nach Frankreich darf nur über bestimmte Zollämter oder Seehäfen erfolgen.

Für die einzuführenden Tiere müssen Herkunfts- und Gesundheitszeugnisse beigebracht werden. Die Tiere werden an der französischen Grenze ausgeladen, vom Grenz-Veterinärinspektor untersucht, im rechten Ohr gelocht und erhalten einen Passierschein, der nach zehn (in Havre und Cherbourg nach zwei) Tagen mit dem Schlachtvermerk zurückzuliefern ist.

Die Bahnfahrt auf französischem Boden darf nur in Eisenbahnwagen geschehen, die vom französischen Zollamt vor der Abfahrt vom Grenzbahnhofe plombiert worden sind. Am Bahnhof des Bestimmungsorts hat eine Kontrolle dieser Plomben stattzufinden in Gegenwart eines städtischen Polizeiorgans, das die Passierscheine in Empfang nimmt, die Überführung der Tiere (in Wagen und über bestimmte Straßen) nach dem städtischen Schlachthof dauernd überwacht und die Tiere mit ihren Passierscheinen dem Veterinär-Inspektor des Schlachthofs oder seinem Vertreter übergibt.

Der Grenz-Veterinär-Inspektor kann den Einführenden die Aushändigung von Passierscheinen verweigern, falls sie früher erhaltene Passierscheine nicht innerhalb der vorgeschriebenen Zeit zurückgesandt haben.

Zur Weide und Überwinterung dürfen Wiederkäuer und Schweine aus den Nachbarländern (Deutschland, Luxemburg, Belgien, der Schweiz, Italien, Spanien und Andorra) unter sinngemäßer Wahrung der seuchenpolizeilichen Vorschriften vorübergehend eingeführt und ebenso dürfen französische Weidetiere in diese Länder aus- und aus ihnen wieder zurückgeführt werden. Diese Erlaubnis ist zeitweilig zurück-

---

[1]) Veröffentl. d. Kaiserl. Gesundheitsamts 1913, S. 1017

genommen (Verfügung vom 22. Februar 1911 [1])), durch Verfügung vom 8. März 1912 jedoch wieder erteilt worden.

Tiere, deren Einfuhr verboten ist, können zur Durchfuhr über bestimmte Zollämter eingelassen werden, sofern sie keine Ansteckungsgefahr bieten und unter der Voraussetzung, daß das Bestimmungsland sich verpflichtet, die Tiere unter keinen Umständen, auch nicht aus sanitären Gründen, auf französisches Gebiet zurückzuweisen (Ministerialverfügung vom 22. August 1912 [2])). So ist zurzeit erlaubt die Durchfuhr holländischer und schweizerischer Tiere nach Spanien (Ministerialverfügungen vom 28. September und vom 4. November 1912), während die Durchfuhr italienischen Viehes nach der Schweiz, nach Spanien und nach dem Exporthafen von Marseille untersagt ist (Ministerialverfügung vom 16. Februar 1911).

Schafe aus Algier sind seit dem 1. Januar 1913 versuchsweise zur Einfuhr nach Frankreich zugelassen, wenn außer dem üblichen Ausfuhr-Gesundheitsattest noch eine Bescheinigung beigebracht wird darüber, daß sie mindestens 30 Tage und längstens 11 Monate vor dem Einschiffen der Schafpockenimpfung unterzogen worden sind. Als Ausweis für die Vornahme dieser Impfung werden die betr. Tiere durch Anbringung eines Metallknopfes im rechten Ohre gekennzeichnet.

Die Einfuhr von Pferden, Eseln und Maultieren nach Frankreich ist auf bestimmte Einfuhrstationen beschränkt und daselbst einer tierärztlichen Kontrolle unterworfen (Verordnung der Regierung vom 11. Juni 1905 [3]) nebst Ausführungsbestimmungen hierzu vom 25. Oktober 1905 [4])). Die einzuführenden Tiere müssen hiernach von einem von der Verwaltungsbehörde des Herkunftsorts ausgestellten Ursprungszeugnisse begleitet sein, in dem bescheinigt ist, daß an dem betreffenden Orte unter den Tieren der gedachten Art keine ansteckende Krankheit herrscht. Dieses Zeugnis hat die Zahl der Tiere und ihre besonderen Merkmale zu enthalten und darf nicht früher ausgestellt sein als 3 Tage vor Aufgabe der Tiere zur Beförderung. Hinsichtlich der zur Durchfuhr angemeldeten Pferde und Esel wird dieses Zeugnis nicht gefordert unter der Voraussetzung, daß die Durchfuhr in plombierten Wagen ohne Umladung oder Ausladung während der Dauer der Fahrt erfolgt. Tiere dieser Art, die von der ausländischen Gesundheitspolizei wegen ansteckender Krankheiten auf französisches Gebiet zurückgewiesen werden, sind auf der Stelle zu töten, ohne daß den Beteiligten deshalb irgend eine Entschädigung gewährt wird (Verordnung des Ackerbauministers vom 7. März 1906 [5])).

Tiere, für die das Zeugnis fehlt, oder die innerhalb der kürzesten Frist nach Ablauf der für die Reise vorgeschriebenen Zeit nicht vorgeführt werden, sind zurückzuweisen.

Diejenigen Pferde usw., die an der Grenze als rotzkrank befunden worden sind, werden getötet, die der Ansteckung verdächtigen Pferde und diejenigen, bei denen die Merkmale der Rotzkrankheit zweifelhaft erscheinen, werden der Malleinprobe unterworfen.

---

[1]) Veröffentl. d. Kaiserl. Gesundheitsamts 1912, S. 1379. — [2]) Ebenda. — [3]) Desgl. 1905, S. 1254. — [4]) Desgl. 1906 S. 479. — [5]) Desgl. 1906 S. 745.

An Untersuchungsgebühren sind für Pferde, Esel und Maultiere 1 Fr., für Tiere, die der Malleinprobe unterworfen worden sind, 1,50 Fr. zu entrichten.

Zug- und Reitpferde im Grenzverkehre sind der gesundheitlichen Besichtigung nicht unterworfen.

Die Einfuhr von Pferden zu Schlachtzwecken darf nur nach Untersuchung auf ihren Gesundheitszustand unter Beibringung der vorgeschriebenen Begleitpapiere erfolgen. Die Pferde müssen binnen einer Frist von höchstens 10 Tagen in ein öffentliches Schlachthaus befördert werden (Verfügung des Landwirtschaftsministers vom 25. August 1913[1])).

4. Viehseuchen-Übereinkommen.

Die Ein- und Ausfuhr von Tieren und tierischen Erzeugnissen sowie deren veterinärpolizeiliche Behandlung ist durch besonderes Übereinkommen geregelt mit Italien vom 27. Februar 1884 und vom 18. Januar 1898).

B. Bekämpfung der Viehseuchen im Inlande.

a) Organisation und Handhabung der Veterinärpolizei.

Die Seuchenbekämpfung in Frankreich geschieht auf Grund des Gesetzes vom 21. Juni 1898, betreffend die Feldpolizei[2]) (Code rural). Die Ausführungsbestimmungen zu dem die Viehseuchenpolizei betreffenden Teile des Code rural sind durch Präsidialverordnung vom 6. Oktober 1904[3]) und Runderlaß des Landwirtschaftsministers vom 1. November 1904[4]) bekannt gegeben worden. Hiernach gelten folgende Bestimmungen.

1. Anzeigepflicht, Absonderung der Tiere.

Kranke oder krankheitsverdächtige Tiere oder Todesfälle unter Tieren, die als durch Seuchenerkrankung verursacht ohne weiteres oder erst nach der Schlachtung erkannt werden, sind unverzüglich dem Bürgermeister anzuzeigen, der über die erfolgte Anzeige Empfangsbestätigung auszufertigen hat.

Zu dieser Seuchenanzeige sind verpflichtet die Besitzer, Halter, das Wartepersonal von Tieren, Tierärzte sowie Personen, die Tiere in Pflege haben, sie hüten oder für den Konsum oder für einen anderen Zweck vorbereiten. Solche Personen haben die betreffenden Tiere sofort streng abzusondern und in Verwahrung zu halten und sich den durch das Gesetz vorgeschriebenen behördlichen Anordnungen zu unterwerfen. Tierkadaver sind bis zur Ankunft des Sanitätstierarztes aufzubewahren. Die Besitzer dürfen sich verseuchter oder verdächtiger Tiere nur in den gesetzlich festgesetzten Fällen (meist nur für die Schlachtbank) entäußern.

Es ist untersagt, verseuchte oder verdächtige Tiere, unter welchem Vorwande dies auch sei, an eine gemeinsame Tränke oder an einen Wasserlauf zu führen.

---

[1]) Veröffentl. d. Kaiserl. Gesundheitsamts 1913 S. 1042. — [2]) Desgl. 1898 S. 799. — [3]) Desgl. 1905 S. 25. — [4]) Desgl. 1905 S. 526.

Auf die der Armee gehörenden Tiere erstreckt sich das Seuchengesetz nicht, jedoch hat die Truppe jede unter ihren Beständen auftretende Seuche sofort der Präfektur des betreffenden Departements mitzuteilen.

Auch für die Staatsgestüte besteht die Anzeigepflicht gegenüber ihrer Ortsbehörde. Im übrigen werden aber die gesetzlichen Bestimmungen von ihnen selbständig durchgeführt.

Die Veterinärhochschulen teilen jeden Seuchenfall unter den zur Untersuchung zugeführten Tieren der Behörde des Herkunftsortes mit. Sie können mit ministerieller Genehmigung seuchenkranke Tiere zu Studienzwecken am Leben erhalten. Die Hochschuldirektoren unterliegen der Anzeigepflicht gegenüber der zuständigen Ortsbehörde, die Anwendung der gesetzlichen Bestimmungen im Bereiche der Schule wird jedoch von ihnen selbst angeordnet.

2. Strafbestimmungen.

Eine Handhabe zur Bestrafung von Zuwiderhandlungen gegen die sanitätspolizeilichen Vorschriften boten früher die Artikel 30 bis 36 des Seuchengesetzes vom 21. Juli 1881. Dieses Gesetz ist jedoch durch den Code rural vom 21. Juni 1898 ersetzt worden, und für diesen sind noch keine Strafbestimmungen ergangen. Ein von der Regierung eingebrachter, von der Kammer am 13. April 1911 angenommener Gesetzesvorschlag will die Strafbestimmung des Seuchengesetzes vom 21. Juli 1881 in nachstehend angegebener Form wieder in Kraft setzen[1]).

Mit Gefängnis von sechs Tagen bis zu zwei Monaten und einer Geldstrafe von 16 bis 400 Fr. werden bestraft Verstöße gegen die Pflicht zur Anzeige und Absonderung, gegen die von der Ortsbehörde in den einzelnen Fällen erlassenen Anordnungen sowie die Ausübung tierärztlicher Funktionen „in Seuchenfällen“ seitens Personen, die nicht als Tierärzte approbiert sind.

Mit Gefängnis von zwei bis sechs Monaten und Geldstrafe von 100 bis 1000 Fr. wird bestraft, wer trotz behördlichen Verbots seine verseuchten Tiere mit anderen in Berührung kommen läßt, wer wissentlich seuchenkranke oder seuchenverdächtige Tiere verkauft oder verkaufen läßt, wer ohne behördliche Erlaubnis Kadaver oder Kadaverteile von an irgendwelcher Seuche verendeten oder nach Zwangstötung behördlicherseits zur Vernichtung bestimmten Tieren ausgräbt oder wissentlich kauft, wer nach Frankreich Tiere einführt, von denen er weiß, daß sie seuchenkrank sind oder der Ansteckung ausgesetzt waren (ohne daß dabei ein Einfuhrverbot ergangen zu sein braucht).

Mit Gefängnis von sechs Monaten bis zu drei Jahren wird bestraft, wer wissentlich Fleisch von an irgendwelcher Seuche verendeten oder nach Zwangstötung behördlicherseits zur Vernichtung bestimmten Tieren verkauft oder in den Handel bringt, ferner wer sich eines der oben genannten Vergehen schuldig gemacht und dadurch eine Ansteckung unter anderen Tieren oder von Menschen verschuldet hat, wer auf die Straße, in Quellen oder Wasserläufe, in Schluchten oder Felshöhlen Kadaver oder Überreste von an Seuchen verendeten oder wegen Seuchen getöteten Tieren aussetzt.

---

[1]) Bis April 1914 ist dieser Gesetzesvorschlag noch nicht wieder vorgebracht worden.

Jeder Transportunternehmer, der gegen die Verpflichtung, sein Material zu desinfizieren, verstößt, wird mit Geldstrafe von 100 bis 1000 Fr. und, wenn durch seine Versäumnis eine Ansteckung anderer Tiere entstanden ist, mit Gefängnis von sechs Tagen bis zwei Monaten oder einer Geldstrafe von 500 bis 2000 Fr. bestraft. Der säumige Bahnhofsvorstand oder Schiffskapitän kann persönlich verantwortlich gemacht, und die Verstöße gegen die Desinfektionsvorschrift können von dem hierfür vereidigten Departementstierarzt festgestellt werden.

Für die nicht besonders aufgeführten Übertretungen der sanitätspolizeilichen Vorschriften des Code rural vom 21. Juni 1898 sind Geldstrafen von 16 bis 400, für solche gegen dessen Einführungsbestimmungen von 16 bis 200 Fr. anwendbar; diese letzteren werden vom Friedensrichter des betreffenden Kantons verhängt. Diese Strafen können bis auf das Doppelte ihres Höchstansatzes verschärft werden im Wiederbetretungsfalle innerhalb Jahresfrist oder wenn sich beamtete Tierärzte, Feldhüter, Förster, Polizeibeamte eines solchen Vergehens schuldig machen.

Der Artikel 463 des Code penal, betreffend Strafmilderung bei mildernden Umständen, ist in allen Fällen anwendbar.

3. Liste der der Anzeigepflicht unterliegenden Viehseuchen.

Als ansteckende Krankheiten sind gemäß Artikel 29 des Feldpolizeigesetzes der Anzeigepflicht und den übrigen Vorschriften der Seuchengesetzgebung unterworfen:

a) Tollwut (rage) bei allen Tierarten,
b) Rinderpest (peste bovine) bei allen Wiederkäuern,
c) Lungenseuche (péripneumonie contagieuse)
d) Rauschbrand (charbon emphysémateux ou symptomatique)
e) Tuberkulose } bei den Rindern,
f) Schafpocken (clavelée)
g) Schafräude (gale du mouton) } bei den Schafen und Ziegen,
h) Maul- und Klauenseuche (fièvre aphteuse) bei den Wiederkäuern und Schweinen,
i) Rotz (morve) und Wurm (farcin)
k) Dourine } bei Pferden, Eseln, Maultieren,
l) Milzbrand (fièvre charbonneuse ou sang de rate) bei Pferden, Wiederkäuern und Schweinen,
m) Rotlauf (rouget) und Schweinepest (pneumo-entérite infectieuse)[1]) bei Schweinen.

Durch Präsidialverordnung können auf entsprechenden Bericht des Landwirtschaftsministers und Gutachten des Seuchenbeirats weitere Seuchen, die einen bedrohlichen Charakter annehmen, dieser Liste angefügt, und es können die Maßregeln auf andere als die obengenannten Tiere ausgedehnt werden.

---

[1]) Die Bezeichnung „pneumo-entérite infectieuse du porc“ umfaßt verschiedene ansteckende Schweinekrankheiten, darunter namentlich Schweinepest und Schweineseuche.

4. Begriffsbestimmung für Seuchen- und Ansteckungsverdacht.

Nach dem Artikel 2 der Ausführungsbestimmungen vom 6. Oktober 1904[1]) zum Code rural gelten als:

a) seuchenverdächtig (suspects d'une maladie contagieuse): Tiere, die Krankheitserscheinungen oder Veränderungen zeigen, die sich nicht mit Sicherheit von einer nicht ansteckenden Krankheit herleiten lassen. Sobald eine ansteckende Krankheit sich seuchenartig weiter ausbreitet, ist jeder nicht deutlich bestimmte krankhafte Zustand als seuchenverdächtig anzusehen. Alle diese Fälle unterliegen der Anzeigepflicht;

b) ansteckungsverdächtig (contaminés): Tiere, die mit seuchenkranken Tieren im Stalle, auf der Weide oder sonst räumlich zusammengewesen sind oder die der Berührung mit Tieren, Personen oder Gegenständen ausgesetzt waren, die ihrerseits mit seuchenkranken Tieren in Berührung gekommen sind. Der Verdacht der Ansteckung ist je nach der Heftigkeit der Seuche und der Leichtigkeit ihrer Verbreitung mehr oder weniger streng aufzufassen. Diese Verdachtsfälle verpflichten Viehbesitzer und Behörde zu Vorbeugungsmaßnahmen.

5. Allgemeine Maßnahmen gegen Tierseuchen.

Kontrolle, Untersuchung und Berichterstattung des Sanitätstierarztes. Sobald der Bürgermeister von dem Auftreten oder dem Verdacht eines Seuchenfalles durch die Anzeige des Besitzers oder gerüchtweise (in welchem Falle er den Besitzer sofort zu benachrichtigen hat) Kenntnis erhält, hat er unverzüglich

1. selbst oder durch ein Polizeiorgan kontrollieren zu lassen, ob die Absonderung und Verwahrung der erkrankten Tiere so durchgeführt ist, daß ein Übergreifen der Seuche auf gesunde Tiere durch unmittelbare oder mittelbare Berührung verhindert wird.
2. den Sanitätstierarzt zur Untersuchung zu berufen.

Die Seuchenanzeige ist in ein besonderes Gemeinderegister einzutragen und Abschrift davon unvermittelt an die Präfektur zu schicken.

Bis zur Ankunft des Sanitätstierarztes, der die weiteren Anordnungen trifft, dürfen kranke Tiere oder Kadaver unter keinen Umständen entfernt werden, ausgenommen in ganz dringlichen Fällen mit besonderer Genehmigung des Bürgermeisters.

Der Sanitätstierarzt hat sobald als möglich, spätestens aber innerhalb 24 Stunden, der Berufung Folge zu leisten. Er kontrolliert und begutachtet die bereits getroffenen Absperrmaßregeln trifft erforderlichenfalls Abänderungen und bestimmt die Desinfektionsmaßnahmen. Er setzt die Ortsbehörde in Kenntnis von dem Befunde der Untersuchung und den von ihm vorgeschriebenen Anordnungen, deren Durchführung polizeilich zu überwachen ist. Er sendet unverzüglich an die Präfektur einen Bericht über den Krankheitsbefund und über die von ihm getroffenen Maßnahmen und gibt dabei die weiterhin anzuordnenden Abwehrmaßregeln an. In den Bericht sind aufzu-

[1]) Veröffentl. d. Kaiserl. Gesundheitsamts 1905 S. 25.

nehmen alle erhaltenen Auskünfte über die Herkunft der Krankheit und über die Bestimmung etwaiger vor der Ermittelung der Seuche aus dem angesteckten Betriebe verkaufter Tiere. Sobald die Nachforschungen über diese Punkte ein greifbares Resultat ergeben, sind die betreffenden (Herkunfts- und Bestimmungs-) Ortsbehörden sofort durch die Präfektur zu verständigen, damit sie ihrerseits ihre Abwehrmaßregeln treffen können.

Bekanntmachung des Seuchenausbruchs.

Die Präfektur ordnet entsprechend dem Gutachten des Departementstierarztes die durch den Seuchenfall gebotenen Maßnahmen an und erläßt erforderlichenfalls eine Verfügung, durch die der Seuchenausbruch bekannt gemacht wird. Mit dieser Bekanntmachung treten die einschlägigen gesetzlichen Bestimmungen für den gesperrten Bezirk in Kraft.

Sperrmaßregeln.

Als Maßregeln, deren Anwendung für einen durch die Bekanntmachung des Seuchenausbruchs genau abgegrenzten Bezirk zu erfolgen hat, kommen nach Artikel 33 des Feldpolizeigesetzes vom 21. Juni 1898, in Betracht:

1. Absonderung, Absperrung, Untersuchung, Aufnahme und Kennzeichnung der Tiere und Herden im abgegrenzten Bezirke.

2. Verhängung der Sperre über den abgegrenzten Bezirk.

3. Augenblickliches Verbot oder Regelung der Viehmärkte, des Viehverkehrs und Viehtransports.

4. Desinfektion der Ställe, Wagen und anderer Transportmittel, die Desinfektion oder selbst Vernichtung der Ansteckungsgefahr bergenden Fütterungs- und Stallgerätschaften oder irgendwelcher mit den verseuchten Tieren in Berührung gekommener Gegenstände, soweit sie als Keimträger in Frage kommen können.

5. Die Aufnahme (recensement, denombrement) kranker, verdächtiger und gesunder Tiere in einem Gehöft oder einer Ortschaft usw., die die Verhinderung von Unterschleifen oder heimlichen Verkäufen bezweckt und durch den Sanitätstierarzt vorzunehmen ist, wobei die Tiere mit einem bleibenden Kennzeichen versehen werden können.

6. Die Kennzeichnung, die durch Anbringung der Buchstaben S S (Service Sanitaire) auf der linken Halsseite mit einem Brandeisen oder der Schere geschieht. Bei größeren Tieren, hauptsächlich Pferden kann, um deren Entwertung zu vermeiden, die Kennzeichnung unterlassen und durch eine genaue, in ein besonderes Verzeichnis einzutragende Körperbeschreibung ersetzt werden. Der Sanitätstierarzt kann vom Besitzer die Führung eines solchen Verzeichnisses verlangen, nach dem er sich bei neuen Seuchenfällen unterrichten kann.

Die Anwendungsmöglichkeit dieser Maßregeln ist für die einzelnen Seuchen in in den Ausführungsbestimmungen vom 6. Oktober 1904 besonders festgelegt.

Endlich ist noch vorgesehen

7. Die Zwangstötung. Wenn Tiere von bestimmten unheilbaren oder sehr ansteckungsgefährlichen Seuchen befallen sind, kann ihre Tötung behördlicherseits

angeordnet werden. Als solche Seuchen kommen in Betracht: Rotz, Lungenseuche, Tuberkulose, Tollwut, Rinderpest (außerdem in Algier Dourine).

Bei Lungenseuche, Rinderpest sowie bei Tollwut bei Fleischfressern kann die Tötung selbst bei bloßem Verdacht vorgeschrieben werden; beim Auftreten von Tollwut ist für Hunde und Katzen nicht erst eine behördliche Anordnung abzuwarten, sondern die Tiere, kranke und verdächtige, sind sofort zu töten.

Die Zwangstötung kann sich sowohl auf die bei ihrem Eigentümer stehenden, als die auf den Markt gebrachten Tiere erstrecken.

Bei Lungenseuche wird die Zwangstötung verdächtiger Tiere vom Ministerium, diejenige verseuchter Tiere von der Präfektur angeordnet.

Bei den übrigen Seuchen kann der Bürgermeister, sobald der Seuchenausbruch durch Präfekturerlaß bekannt gegeben worden ist, die Zwangstötung verfügen. Diese kann an Ort und Stelle oder in einem besonderen Raume (Schlachthaus, Abdeckerei) vorgenommen werden und soll sanitätstierärztlich überwacht werden. Wenn es sich um nur verdächtige oder weniger kranke Tiere handelt, deren Fleisch noch zum Genusse verwertbar ist, so kann deren Überführung zur Schlachtung in ein Schlachthaus innerhalb der Gemeinde oder des Departements oder in ein größeres, selbst außerhalb des Departements gelegenes Schlachthaus unter sicherem Geleit und in plombierten Wagen gestattet werden. Zur Überführung in ein außerhalb des Departements gelegenes Schlachthaus bedarf es der Genehmigung des Landwirtschaftsministers, zu derjenigen in ein innerhalb des Departements, jedoch außerhalb der Gemeinde gelegenes Schlachthaus der Erlaubnis des Präfekten.

b) Besondere Maßregeln zur Bekämpfung einzelner Seuchen.

1. Tollwut.

Verbreitung.

Die Zahl der wegen Tollwut erkrankten und getöteten Tiere belief sich 1907 auf 1892, 1908 auf 1482, 1909 auf 1463, 1910 auf 1554, 1911 auf 1398, 1912 auf 1767.

Bekämpfung.

Allgemeine Vorbeugungsmaßregeln. Alle Hunde, die auf der Straße frei umherlaufen oder an der Leine geführt werden, müssen ein Halsband tragen, auf dessen Metallplatte Name und Wohnung des Besitzers eingraviert sind. Die Ortsbehörde kann ferner die Führung an der Leine oder das Tragen des Maulkorbs vorschreiben. Umherschweifende Hunde, selbst wenn sie das gravierte Halsband tragen, oder im Felde oder auf der Straße ohne graviertes Halsband umherlaufende Hunde, selbst wenn sie ihren Herrn begleiten, sollen aufgegriffen und in den Pfandstall (fourrière) gebracht werden. Hier sind sie, falls sie nicht zurückgefordert werden und ihr Eigentümer unbekannt ist, nach 2, oder, sofern sie ein graviertes Halsband tragen, nach 8 Tagen zu töten.

Gutsbesitzer oder Pächter können Hunde durch den Feldhüter oder irgendwelches Polizeiorgan aufgreifen lassen, wenn ihre Eigentümer sie im Walde, in Weinbergen oder im bestandenen Felde umherstreifen lassen. Solche Hunde werden in den Ortsgewahrsam gebracht und können, wenn sie innerhalb 2 Tagen nicht zurückgefordert werden, und wenn etwaiger Schadenersatz nebst den entstandenen Unkosten für sie nicht gezahlt wird, auf Anordnung des Bürgermeisters getötet werden. Werden die Hunde an ihre Eigentümer zurückgegeben, so haben diese die gemeindlich festgesetzte Taxe für Aufgreifen, Fütterung und Aufbewahrung zu entrichten.

Die behördlicherseits zur Tötung bestimmten Hunde können an öffentliche Unterrichtsanstalten zu wissenschaftlichen Versuchen abgegeben werden.

Behördliche Maßregeln beim Auftreten der Tollwut.

Wenn in einer Gemeinde ein Tollwutanfall festgestellt ist, kann für diese sowie für alle anderen Gemeinden, durch die ein wutkranker Hund gekommen ist, Maulkorb- oder Leinenzwang für die Dauer von mindestens zwei Monaten vorgeschrieben werden. Während dieser Frist dürfen die Hundebesitzer sich ihrer Hunde nicht entäußern, sie auch nicht außerhalb ihres Wohnorts mitnehmen, außer wenn es etwa zum Zwecke der Tötung geschehen soll. Schäferhunde, Fleischerhunde, Jagdhunde können für die Zeit, innerhalb deren sie für ihren eigentlichen Gebrauchszweck verwendet werden, freigegeben werden.

Wenn Hunde oder Katzen Personen gebissen haben und Tollwutverdacht besteht, so sind diese Tiere, sofern man ihrer, ohne sie zu töten, habhaft werden kann, bis zur Feststellung ihres Gesundheitszustandes unter tierärztliche Aufsicht zu stellen. Hunde und Katzen, die von einem tollwutkranken Tiere gebissen worden sind, oder mit ihm in Berührung waren, sind sofort auf Anordnung des Bürgermeisters zu töten. Der Eigentümer eines tollwutverdächtigen Tieres hat es von sich aus ohne behördliche Anweisung sofort töten zu lassen.

Wenn ein wutkrankes Tier Pflanzenfresser oder Schweine gebissen hat, so verfügt der Bürgermeister deren tierärztliche Überwachung auf die Dauer von drei Monaten; die Tiere werden gekennzeichnet und dürfen während der genannten Frist nicht veräußert werden. Dagegen können sie innerhalb 8 Tagen, nachdem sie gebissen worden sind, für den menschlichen Genuß geschlachtet werden. Die Schlachtung hat an Ort und Stelle unter Aufsicht des Sanitätstierarztes oder in einem tierärztlich überwachten Schlachthaus zu geschehen. In dem letzteren Falle werden die Tiere mit Brandmarke versehen und erhalten einen vom Sanitätstierarzt ausgestellten und vom Bürgermeister beglaubigten Passierschein, der innerhalb 5 Tagen mit dem von dem betreffenden Schlachthausinspektor ausgefertigten Schlachthausvermerk dem Bürgermeister zurückzusenden ist.

In jeder Gemeinde sind alljährlich die gesetzlichen Vorschriften über die Tollwut durch Anschlag am Gemeindehaus in Erinnerung zu bringen.

2. Rinderpest.

Verbreitung.

Die letzte Einschleppung der Rinderpest erfolgte im Jahre 1870 nach Frankreich. Die Seuche verbreitete sich über 43 Departements. Der Gesamtverlust wird nach amtlichen Mitteilungen auf 53533 Rinder und 681 Schafe angegeben. Die Seuche herrschte $1^3/_4$ Jahre. Der letzte Krankheitsfall ist am 13. Juni 1872 im Departement du Nord festgestellt worden[1]).

Bekämpfung.

Wenn in einer Gemeinde Rinderpest festgestellt ist, so verfügt der Präfekt die Bekanntmachung der Seuche mit genauer Begrenzung des Sperrgebiets. Ferner benachrichtigt er sofort die Präfekten der angrenzenden Departements und hält den Minister täglich über das Umsichgreifen und die Bekämpfung der Krankheit auf dem Laufenden. Die Verfügung ist in den verseuchten und in allen im Umkreis von 20 Kilometern gelegenen Gemeinden öffentlich anzuschlagen. Außerdem sind an den Eingängen verseuchter Gehöfte und an allen zu der verseuchten Gemeinde führenden Zugängen Tafeln mit der Inschrift „Rinderpest" aufzustellen. Alle seuchenkranken, seuchen- und ansteckungsverdächtigen Rinder sind nach vorheriger Abschätzung auf behördliche Weisung zu töten. Heilungsversuche an kranken Tieren sind nur in den ministeriell besonders genehmigten Fällen unter eigens festgesetzten Bedingungen gestattet.

Mit ministerieller Genehmigung kann die Ortsbehörde erlauben, daß aus dem gesperrten Bezirk entfernt werden:

1. Nicht ansteckungsverdächtige Tiere, die unmittelbar in ein öffentliches, tierärztlich überwachtes Schlachthaus gebracht werden. Die Tiere erhalten vor ihrem Abgang ein Brandzeichen und den behördlichen Passierschein, der binnen drei Tagen mit Schlachtvermerk zurückzubringen ist. Dieser Passierschein ist von den mit der Überführung der Tiere betrauten Personen auf jede Aufforderung hin vorzuzeigen; fehlt er oder ist seine Gültigkeit abgelaufen, so werden die Tiere auf Anordnung der Ortsbehörde, in deren Bezirk sie beschlagnahmt werden, getötet.

2. Fleisch geschlachteten seuchenkranken Viehes unter ministeriell festgesetzten Bedingungen.

3. Häute, Wolle, Haare, Hörner, Klauen, Knochen seuchenkranken Viehes nach sanitätstierärztlicher Feststellung ihrer Desinfektion.

Wenn die Rinderpest in einer Schaf- oder Ziegenherde ausgebrochen ist, so werden die seuchenkranken Tiere getötet, die übrigen während 2 Monaten in Ställen, Gehegen oder Weideplätzen, die von den mit Rindern besetzten entfernt liegen, unter Sperre gehalten.

Die Kadaver der an der Seuche verendeten, als seuchenkrank oder ansteckungsverdächtig getöteten Tiere (falls bei letzteren das Fleisch und die sonst verwertbaren Teile nicht verwertet wurden) sind in der Abdeckerei oder an dem Verscharrungsplatze nach vorschriftsmäßiger Desinfektion zu vergraben.

Die der Zwangstötung unterworfenen Tiere sind unter polizeilicher Aufsicht an den Schlachtort zu bringen; ihre Auswurfstoffe sind sofort zu sammeln und zu verbrennen. Unmittelbar nach der Tötung seuchenkranker oder verdächtiger Tiere ist die vorschriftsmäßige Desinfektion vorzunehmen.

---

[1]) W. Dieckerhoff, Geschichte der Rinderpest und ihrer Literatur, Berlin 1890, S. 238.

Während der Dauer der Seuche unterstehen die Abdeckereien, in welche die Tierkadaver gebracht werden, der Aufsicht eines Sanitätswächters. Dieser hat die Kadaver unter Angabe ihrer Herkunft in ein Verzeichnis einzutragen und den Überbringern eine Empfangsbescheinigung auszustellen, die von den Vieheigentümern sofort ihrer Ortsbehörde auszuhändigen ist.

Die Schlachtviehmärkte in den mit Schlachthäusern versehenen Städten werden wie gewöhnlich abgehalten. Die aufgetriebenen Tiere dürfen jedoch den Markt nur verlassen, um im Schlachthaus der Stadt selbst geschlachtet zu werden. Die Schlachtungsbescheinigung ist binnen drei Tagen der Marktpolizei abzuliefern. Häute, Hörner usw. dürfen das Schlachthaus nur in desinfiziertem Zustand verlassen. Die Sperrmaßnahmen können vom Präfekten erst nach Ablauf von mindestens 30 Tagen nach dem letzten Seuchenfall und nach Feststellung der wirksamen Durchführung der Desinfektionsvorschriften aufgehoben werden.

3. Lungenseuche.

Verbreitung.

Von Lungenseuche betroffen waren im Jahre 1905 in 7 Ställen von 7 Gemeinden insgesamt 14 Tiere. Von dieser Zeit an blieb Frankreich bis auf einen vereinzelten Fall im Jahre 1911 von der Seuche verschont.

Bekämpfung.

Nach Feststellung der Seuche ist Sperre zu verhängen über alle Räume, Höfe, Gehege und Weiden, wo ein krankes oder ansteckungsverdächtiges Tier steht oder mehrere solche Tiere stehen, sich aufgehalten haben oder durchgekommen sind. Die bezügliche Bekanntmachung ist in den Gemeinden anzuschlagen.

Der Präfekt verfügt innerhalb zwei Tagen nach Feststellung der Seuche durch den Departementstierarzt die Tötung der seuchenkranken Tiere und die Impfung aller Rinder innerhalb des Sperrbezirks. Die Impfung kann nach Ablauf von 6 Monaten wiederholt werden.

Der Zwangsimpfung nicht unterworfen wird Vieh, für das der Eigentümer die Verpflichtung übernimmt, es binnen 21 Tagen von der Bekanntmachung der Seuche ab an die Schlächterei zu liefern. Der Landwirtschaftsminister hat das Recht, die Zwangstötung aller Rinder eines Stalles oder derselben Herde oder der mit lungenseuchekranken Tieren in Berührung gewesenen Tiere zu verfügen. Der Präfekt kann auf das Gutachten des Departementstierarztes, der die zu treffenden Vorsichtsmaßregeln angibt, den Verkehr der zu Feld- oder Transportarbeiten nötigen angesteckten Tiere innerhalb der verseuchten Gemeinde, die Überführung angesteckter Tiere auf eine vom Bürgermeister auf Vorschlag des Sanitätstierarztes bezeichnete Weide sowie den Verkauf und Transport angesteckter Tiere nach der Schlächterei freigeben. Die Schlachtung ist entweder am Orte selbst unter Aufsicht des Sanitätstierarztes, der die Schlachtbeschau vornimmt, oder in einem unter tierärztlicher Überwachung stehenden öffentlichen Schlachthaus auszuführen. In letzterem Falle erhalten die Tiere ein Brandzeichen und den Passierschein, der binnen 5 Tagen mit tierärztlichem Schlachtvermerk und Schlachtbefund zurückzubringen ist. Der Passierschein ist vom Tierbegleiter auf jede polizeiliche Aufforderung hin vorzuzeigen; sein Fehlen oder Fristablauf zieht die sofortige Tötung der Tiere nach sich. Die Verfügung über die getöteten Tiere kann dem Eigentümer in diesem Falle belassen werden.

Das Fleisch der getöteten seuchenkranken Tiere darf nur mit behördlicher Genehmigung, wenn es nach Ansicht des Sanitätstierarztes zum menschlichen Genusse geeignet ist, in den Konsum gebracht werden. Die Verwendung der Haut steht nach ihrer Desinfektion frei.

Nach der Impfung der gesunden Tiere und nach gründlicher Desinfektion der Örtlichkeiten, an denen die Seuche geherrscht hat, kann die Wiederbestückung dieser Örtlichkeiten stattfinden mit Tieren, die seit mindestens 21 Tagen geimpft sind und von außerhalb des Sperrgebiets liegenden Ställen oder auch von bisher gesperrten Ställen herstammen, sofern in diesen letzteren die Seuche seit mindestens 2 Jahren erloschen ist. In diesem letzteren Falle ist das Verbringen von einem Stalle in den anderen zuvor der Ortsbehörde anzuzeigen, die einen Passierschein ausstellt. Eine Abschrift davon wird dem vorigen Besitzer übergeben und dient diesem als Entlastung. In denjenigen Ställen, in denen die Seuche nicht festgestellt wurde, kann die Wiederbestückung mit Tieren erfolgen, die seit mindestens 24 Stunden geimpft sind.

Viehhändler, deren Ställe innerhalb des Sperrgebiets liegen, können unter besonderen Bedingungen ermächtigt werden, in das Sperrgebiet geimpfte und lediglich zur Wiederbestückung der im Sperrgebiet liegenden Ställe bestimmte Rinder einzuführen. Sie haben ein Verzeichnis über die in ihre Ställe zugetriebenen Tiere mit Angabe ihrer Herkunft, ihres Verkäufers und Käufers zu führen.

Die Sperre darf vom Präfekten erst aufgehoben werden, wenn sich binnen mindestens sechs Monaten kein neuer Fall von Lungenseuche gezeigt hat und die Befolgung aller Impf- und Desinfektionsvorschriften festgestellt ist. Die Sperre kann (nach Desinfektion) sofort aufgehoben werden, wenn alle in den verseuchten Örtlichkeiten vorhanden gewesenen Tiere getötet worden sind. Falls jedoch diese Örtlichkeiten eine durchgreifende Desinfektion nicht gestatten und für die Vernichtung der Krankheitskeime nicht volle Sicherheit bieten, darf ihre Wiederbestückung binnen einer Frist von sechs Monaten nur mit Tieren gestattet werden, die mindestens seit 14 Tagen geimpft sind.

4. Milzbrand und Rauschbrand.

Verbreitung.

Die Anzahl der von Milzbrand bezw. von Rauschbrand betroffenen Ställe belief sich in den Jahren:

1907	auf	457	(Milzbrand)	und	753	(Rauschbrand)
1908	„	457	„	„	771	„
1909	„	403	„	„	917	„
1910	„	455	„	„	1017	„
1911	„	769	„	„	906	„
1912	„	370	„	„	961	„

Bekämpfung.

Sobald Milzbrand oder Rauschbrand festgestellt worden ist, verfügt der Präfekt die sanitätstierärztliche Überwachung der verseuchten Tiere und Örtlichkeiten. Die Tiere werden aufgenommen und gekennzeichnet. Die Überwachung hört 14 Tage nach dem Erlöschen des letzten Seuchenfalles auf.

Als krank ermittelte Tiere werden abgesondert. Die Ortsbehörde hat für schleunige Ausführung der vorschriftsmäßigen Desinfektion zu sorgen. Während der Überwachungszeit dürfen die Tiere nur zum Schlachten (unter den bei Lungenseuche aufgeführten Bedingungen) verkauft werden. Ebenso dürfen während dieser Zeit keine neuen Rinder, bei Milzbrand auch keine Pferde, Esel Schafe und Schweine in die für verseucht erklärten Örtlichkeiten eingeführt werden, ausgenommen solche, die der Schutzimpfung unterzogen worden sind. Geimpfte, unter sanitätstierärztlicher Kontrolle befindliche Tiere dürfen nicht verkauft werden; etwaige Verkäufe sind nicht rechtsgültig.

Milzbrandkranke Tiere dürfen nicht geschlachtet werden.

5. Tuberkulose des Rindes.

Rinder, die klinische Anzeichen der Tuberkulose aufweisen, werden zwangsweise getötet. Der Krankheitsbefund wird der Ortsbehörde und dem Präfekten mitgeteilt. Sobald das Bestehen der Tuberkulose festgestellt worden ist, verfügt der Präfekt die Sperre der verseuchten Örtlichkeiten; Absonderung, Absperrung, Aufnehmen und Kennzeichnen der Rinder kann verfügt werden. Die Tiere dürfen nur zur Schlachtung verkauft werden unter den bei Lungenseuche (s. S. 212) aufgeführten Vorschriften. Ausgenommen von dieser Beschränkung sind Rinder, die der Tuberkulinprobe unterworfen wurden, ohne daß sie reagiert haben oder sonstige Krankheitserscheinungen haben erkennen lassen. Diese Tiere müssen sofort von den kranken getrennt und in desinfizierte Örtlichkeiten übergeführt werden; im übrigen behält der Eigentümer freie Verfügung über sie; Rinder, die auf Tuberkulin reagieren, werden zwangsweise getötet.

Kälber von Kühen, die auf die Tuberkulinprobe reagierten, können den Eigentümern zur freien Verfügung gestellt und mit gesunden Tieren im gleichen Stalle untergebracht werden, wenn sie unmittelbar nach ihrer Geburt in angemessener Weise abgesondert worden sind und mit der Milch gesunder Kühe oder mit sterilisierter Milch ernährt wurden. Ist dies nicht geschehen, so werden diese Kälber in ein Verzeichnis aufgenommen, gekennzeichnet und unter Sperre gestellt.

Die Sperre darf erst aufgehoben werden, wenn alle seuchenkranken Tiere getötet sind, und die Desinfektion vollständig durchgeführt ist. Sie kann für die auf die Tuberkulinprobe nicht reagierenden Rinder sofort nach erfolgter Desinfektion der Ställe, Gehege, Weiden usw. aufgehoben werden.

Das von kranken Tieren stammende Fleisch wird vorläufig beschlagnahmt und je nach der Ausdehnung der festgestellten tuberkulösen Veränderungen ganz oder teilweise von der Verwendung als menschliches Nahrungsmittel ausgeschlossen.

Über die Beurteilung des Fleisches tuberkulöser Tiere enthält die Verfügung des Landwirtschaftsministers vom 11. Februar 1911 folgende Bestimmungen:

Völlig beschlagnahmt und zum Genusse für Menschen als ungeeignet erklärt wird Fleisch, das aufweist:

1. Tuberkulöse Veränderungen in der Muskulatur oder in den intermuskulären Lymphknoten, die nicht auf eine einzige Gegend beschränkt sind.

2. Miliare Veränderungen, die gleichzeitig auf mindestens zwei Organparenchyme ausgebreitet sind.

3. Miliare Veränderungen, die gleichzeitig in einem Organparenchym und auf einer der serösen Häute vorkommen.

4. Miliare Veränderungen, die auf zwei seröse Häute ausgedehnt sind.

5. Käsige oder in Erweichung befindliche Veränderungen, die sich zugleich auf Eingeweide der beiden großen Eingeweide-Höhlen erstrecken und deren seröse Häute oder Lymphdrüsen einer anderen Gegend ergriffen haben.

Nur teilweise beschlagnahmt und zum Genusse für Menschen als ungeeignet erklärt wird Fleisch in allen anderen Fällen, so namentlich bei

1. käsigen Veränderungen in einem der Organe, in nur einer der beiden großen Körperhöhlen mit Erkrankung der serösen Haut der entsprechenden Wand;

2. verkalkten oder bindegewebigen Veränderungen der Organe einer einzigen oder beider großer Körperhöhlen mit Erkrankung der Höhlenwände.

Die Beschlagnahme erstreckt sich dann entweder auf die ganze von dem Krankheitsprozeß ergriffene Rippen- oder Bauchwand oder auf die gesamten Muskelschichten, die die Brusthöhle umschließen, oder schließlich auf jede andere Gegend, die tuberkulöse Veränderungen aufweist.

Alle Organe oder Körperteile, in denen irgendwelche tuberkulösen Veränderungen sich finden, werden, selbst wenn sie deutlich abgegrenzt sind, vollständig beschlagnahmt oder vernichtet; die Tuberkulose eines Lymphknotens zieht die Beschlagnahme und Vernichtung des entsprechenden Organs oder Körperteils nach sich.

Beschlagnahmtes Fleisch von genügender Nährkraft darf nach Zerstückelung sowie nach Entfernung aller verdächtigen Teile und der Knochen, der Lymphknoten, serösen Häute und großen Gefäße dem Eigentümer zurückgegeben werden, sofern es einer mindestens eine Stunde dauernden Sterilisation in siedendem Wasser oder unter Dampfdruck unterzogen worden ist. Diese Sterilisation darf nur im Schlachthaus unter Kontrolle des Veterinärinspektors vorgenommen werden.

6. Pockenseuche der Schafe.

Verbreitung.

Die Anzahl der von Pockenseuche betroffenen Schafherden belief sich in den Jahren: 1907 auf 114, 1908 auf 99, 1909 auf 65, 1910 auf 103, 1911 auf 89, 1912 auf 345.

Bekämpfung.

Die bei den Schafpocken zu treffenden Maßnahmen haben sich nicht nur auf die Ställe und sonstigen Örtlichkeiten zu erstrecken, in denen sich verseuchte Tiere befinden, sondern wegen der leichten Übertragbarkeit der Seuche auch auf diejenigen, in denen sich ansteckungsverdächtige Tiere desselben Besitzers oder verschiedener Besitzer befinden; namentlich ist einem Wegbringen solcher Tiere vorzubeugen. Sämtliche gesetzlichen Vorbeugungsmaßnahmen sind in diesem Falle anwendbar.

Der Verkauf der ansteckungsverdächtigen Tiere ist untersagt und nur zum Schlachten in einem öffentlichen, tierärztlich überwachten Schlachthaus erlaubt. Häute sind, bevor sie in den Handel gebracht werden, zu desinfizieren.

Sobald die geheilten Tiere von der übrigen Herde getrennt worden sind, hört für sie die Sperre nach Verlauf von 30 Tagen, von ihrer Heilung an gerechnet, auf. Vor dem Verlassen des Gehöfts müssen solche Tiere jedoch geschoren und den gesetzlichen Bestimmungen entsprechend desinfiziert werden. Die Zwangsimpfung kann während des Herrschens der Seuche vorgeschrieben werden, falls die Besitzer die Schutzimpfung nicht freiwillig vornehmen lassen. Außerhalb der Sperrzeit ist diese Schutzimpfung nur mit Genehmigung des Präfekten zulässig, der alsdann die betreffende Herde unter Sperre zu stellen hat.

Nach der Impfung der verseuchten Herde kann die Wiederbesetzung vorgenommen werden mit Tieren, die mindestens seit zehn Tagen geimpft sind.

Sobald sich die Seuche weiter ausdehnt, wird vom Präfekten für die ganze Dauer der Seuche der Zutrieb der Schafe auf die in den verseuchten Ortschaften abgehaltenen Märkte untersagt. Dieses Verbot erstreckt sich jedoch nicht auf Märkte, die innerhalb der mit einem tierärztlich überwachten öffentlichen Schlachthaus versehenen Städte abgehalten werden. Alle auf solche Märkte aufgetriebenen Schafe sind im städtischen Schlachthaus abzuschlachten.

Die Sperre kann 50 Tage nach dem letzten Pockenfall und sobald die gesetzlichen Desinfektionsvorschriften durchgeführt sind, aufgehoben werden. Sofern alle verseuchten Tiere einer gesperrten Örtlichkeit getötet worden sind, kann nach ihrer Desinfektion die Sperre sofort aufgehoben werden. Falls die Impfung vorgenommen wurde, kann die Sperre 50 Tage nach der Impfung und nach vorschriftsmäßiger Desinfektion aufgehoben werden.

7. Schafräude.

Verbreitung.

Die Zahl der von Schafräude betroffenen Herden belief sich in den Jahren: 1907 auf 242, 1908 auf 136, 1909 auf 139, 1910 auf 124, 1911 auf 128, 1912 auf 91.

Bekämpfung.

Schaf- oder Ziegenherden, in denen die Räude festgestellt ist, werden dem Sanitätstierarzte des betreffenden Bezirkes zur Überwachung unterstellt. Tiere solcher Herden dürfen erst nach Anwendung eines Heilverfahrens und unter Vermeidung jeglicher Berührung mit gesunden Tieren auf die Weide gebracht werden. Die Tiere dürfen nur an die Schlachtbank weggegeben werden. Häute, Wolle, Haare dürfen erst nach vorschriftsmäßiger Desinfektion in den Handel gebracht werden. Der Desinfektionszwang erstreckt sich auf alle Vließe, die aus einer verseuchten Herde stammen. Nach dem Erlöschen der Krankheit und nach erfolgter Desinfektion können die behördlichen Maßregeln aufgehoben werden.

8. Maul- und Klauenseuche.

Verbreitung.

Die Zahl der von Maul- und Klauenseuche betroffenen Gemeinden belief sich in den Jahren: 1907 auf 6193, 1908 auf 289, 1909 auf 8, 1910 auf 0, 1911 auf 17429, 1912 auf 7446.

Bekämpfung.

Wenn in einer Gemeinde Maul- und Klauenseuche festgestellt ist, so erklärt der Präfekt die Ställe, Hofräume, Gehege, Weiden, in denen sich die kranken Tiere befinden, unter Abgrenzung des Bezirkes, innerhalb dessen die Verfügung anwendbar ist, für verseucht. Diese Verfügung geht den Ortsbehörden der verseuchten und der Nachbargemeinden zu und wird durch Anschlag am Gemeindehaus öffentlich bekannt gemacht. Außerdem werden Tafeln mit der Aufschrift „Maul- und Klauenseuche" an den Grenzen und allen Zugangswegen der verseuchten Gemeinde aufgestellt.

Alle im Viehseuchengesetze vorgesehenen Sperrmaßregeln (vergl. S. 208) sind bei der Maul- und Klauenseuche anwendbar. Der Verkauf der seuchenkranken und der verdächtigen Tiere ist nur zum Schlachten innerhalb der Örtlichkeit gestattet. Auch dürfen solche Tiere zu Wagen oder mit der Eisenbahn in ein außerhalb der Gemeinde liegendes tierärztlich überwachtes Schlachthaus gebracht werden, nachdem sie für diesen Transport Brandzeichen und Passierschein erhalten haben.

Sobald die Maul- und Klauenseuche größeren Umfang annimmt, hat der Präfekt die Abhaltung von Viehmärkten, von Zusammenkünften auf der Straße und in Gasthöfen zum Zwecke des Angebots und Verkaufs von Wiederkäuern und Schweinen zu verbieten. Die Schlachtviehmärkte der mit einem tierärztlich überwachten öffentlichen Schlachthaus versehenen Städte dürfen abgehalten werden; alle auf den Markt aufgetriebenen Tiere sind im städtischen Schlachthaus zu schlachten. Der Präfekt hat gleichzeitig zu verfügen, daß der Verkehr mit Schweinen innerhalb des ganzen oder eines Teils des Departements nur zu Wagen stattfinden darf. Er kann außerdem vorschreiben, daß jeder Händler, der in seine Ställe Wiederkäuer oder Schweine einstellt, darüber innerhalb 12 Stunden Anzeige zu erstatten hat, und daß diese Tiere die Ställe erst nach fünf Tagen und nach tierärztlicher Feststellung ihrer völligen Seuchenfreiheit verlassen dürfen. Diese Verfügung darf erst nach Wegfall derjenigen Umstände, die sie veranlaßt haben, wieder aufgehoben werden.

Die verhängten Sperrmaßregeln dürfen erst 14 Tage nach der Heilung des letzten verseuchten Tieres und nach vorschriftsmäßiger Durchführung der Desinfektion aufgehoben werden.

Die starke Verbreitung der Maul- und Klauenseuche in Frankreich und die hierdurch verursachten außerordentlich großen Verluste haben zur Verschärfung und mehr einheitlichen und ausgiebigen Durchführung der Bekämpfungsmaßregeln geführt. Ein Runderlaß des Landwirtschaftsministers vom 5. August 1911 verweist die Departementspräfekten auf die Notwendigkeit der Einrichtung von Ursprungs- und Gesundheitszeugnissen für den inländischen Verkehr mit Vieh. Sobald

Wiederkäuer und Schweine außerhalb ihrer Heimatgemeinde verkehren, sollen sie von einem von der Heimatortsbehörde ausgestellten, nicht mehr als drei Tage alten Ursprungszeugnis begleitet sein, das bestätigt, daß die Tiere aus einem nicht innerhalb eines wegen Maul- und Klauenseuche gesperrten Bezirkes gelegenen Betriebe stammen, und das den Namen des Eigentümers der Tiere angibt. Dieser Schein, der auf behördliche Aufforderung jederzeit vorzuzeigen ist, soll aus einem Stammregister abgetrennt werden, das beim Ausbruch der Maul- und Klauenseuche in der betreffenden Gemeinde sofort der Präfektur einzusenden ist. Tiere, die ohne solchen Schein auf den Markt oder sonst in den Verkehr gebracht worden sind, sollen, je nach Wahl ihres Besitzers, in ihre Heimatgemeinde zurückgeschickt oder in den Pfandstall gebracht werden. Beim Eisenbahntransport sind die Ursprungszeugnisse den Frachtbriefen beizufügen.

Ein am 7. März 1911 von der Regierung eingebrachter Gesetzesvorschlag, der von der Kammer am 13. April 1911 angenommen wurde und seit 30. Mai 1911 dem Senate vorliegt[1]), bezweckt, die Seuche gleich beim Auftreten durch Abschlachten aller verdächtigen Tiere im Keime zu ersticken. Unter Aufhebung aller früheren Bestimmungen über die Bekämpfung der Maul- und Klauenseuche will der Gesetzesvorschlag dem Landwirtschaftsminister das Recht einräumen, alle geeigneten Maßregeln, betreffend die Überwachung, Absonderung, Absperrung, Behandlung, Desinfektion und Vorbeugung gegen diese Seuche, anzuordnen. Der Minister soll die Zwangstötung der in den für verseucht erklärten Bezirken befindlichen Tiere sowie die Vernichtung des angesteckten Strohes, Futters, Düngers und der Häute anordnen können. Die Tiere sollen an Ort und Stelle getötet und vernichtet werden. Ausnahmen sind besonders festzusetzen. Die Viehbesitzer sollen spätestens innerhalb 2 Monaten nach Einreichung ihres diesbezüglichen Gesuches den vollen Wert ihrer Tiere ersetzt erhalten; falls der Verkauf des Fleisches und der Haut durch die oben erwähnte ministerielle Ausnahmeverfügung erlaubt ist, soll der Erlös daraus von der Entschädigung abgezogen werden.

9. Rotz.

Verbreitung.

Die Anzahl der wegen Rotz getöteten Pferde belief sich in den Jahren:

1907	auf	385	
1908	„	398	
1909	„	312	(darunter 3 Maultiere)
1910	„	303	(„ 3 Esel und 5 Maultiere)
1911	„	304	(„ 10 Maultiere)
1912	„	159	(„ 1 Esel und 2 Maultiere).

Bekämpfung.

Tiere, bei denen Rotz (oder Wurm) festgestellt ist, werden an Ort und Stelle oder in der nächstgelegenen Abdeckerei in Gegenwart des Sanitätstierarztes getötet. Dieser nimmt die Zerlegung vor und über die Zerlegung ein Protokoll auf.

---

[1]) Dieser Gesetzesvorschlag war im April 1914 noch nicht in Kraft getreten.

Verdächtige Tiere, d. h. solche, die, ohne mit einem rotzkranken Tiere in Berührung gekommen zu sein, irgendein zu Rotz- oder Wurmverdacht Anlaß gebendes klinisches Anzeichen erkennen lassen, werden der Malleinprobe unterworfen, die bei positivem Ergebnis die Tötung, bei negativem Ergebnis dagegen die Freigabe des Tieres nach sich zieht und, bei zweifelhaftem Ergebnis in spätestens 6 Wochen wiederholt werden muß, während welcher Zeit die Tiere unter Sperre gehalten werden.

Der Präfekt verfügt die Sperre über die Örtlichkeiten, in denen an Rotz erkrankte Tiere sich aufgehalten haben. In die Örtlichkeiten dürfen keine gesunden Pferde, Esel oder Maultiere eingestellt werden. Die unter Sperre befindlichen Tiere werden während 6 Monaten, vom letztfestgestellten Falle an gerechnet, vom Sanitätstierarzt überwacht, der sie während dieser Zeit mindestens 2 mal monatlich zu besichtigen hat. Die Tiere können, solange sie keine Krankheitserscheinungen zeigen, in Benutzung genommen werden, dürfen aber nicht an die Gemeindetränke oder in einen anderen Stall, als den ihnen angewiesenen, gebracht werden. Sollen sie außerhalb der Örtlichkeit verwendet werden, so muß ihr Begleiter mit einem vom Sanitätstierarzt ausgestellten, nicht mehr als 8 Tage alten Zeugnis versehen sein, das bestätigt, daß die Tiere bis dahin kein Anzeichen von Rotz haben erkennen lassen. Unter Sperre gestellte Tiere dürfen nicht auf öffentliche Ausstellungen gebracht, versteigert oder verkauft werden; der Besitzer darf sich ihrer nur zur Tötung in einer Abdeckerei entäußern. In diesem Falle werden sie mit Brandzeichen und Passierschein versehen, der nach 5 Tagen mit einem von dem die Abdeckerei überwachenden Tierarzt ausgestellten Zeugnis über Tötung und Krankheitsbefund dem Bürgermeister zurückzusenden ist.

Ansteckungsverdächtige Tiere, die im Laufe der Überwachungszeit irgendwelche auf Rotz deutende Erscheinungen zeigen, sind sofort der Malleinprobe zu unterwerfen.

Besitzer, welche die Anwendung der Malleinprobe für ihre Tiere nachsuchen, behalten freie Verfügung über diejenigen von diesen Tieren, die auf zwei, mit einem Monat Zwischenfrist aufeinanderfolgende Impfungen nicht reagieren. Sie haben jedoch diese nicht reagierenden Tiere von der ersten Impfung an von den kranken Tieren zu trennen und in einem desinfizierten Stalle unterzubringen. Wenn die Tiere auf die Malleinprobe reagieren, so werden sie in ein Verzeichnis aufgenommen, mit der Schere gekennzeichnet und unter sanitätstierärztliche Überwachung gestellt. Danach wird die Malleinprobe alle zwei Monate wiederholt. Diejenigen Tiere, die auf zwei aufeinanderfolgende Impfungen nicht reagieren, werden als gesund erklärt und dem Besitzer freigegeben.

Häute von wegen Rotz oder Wurm getöteten Tieren dürfen erst nach erfolgter Desinfektion in den Handel gebracht werden.

Die Sperrmaßnahmen werden vom Präfekten nach dem Erlöschen der Krankheit und Ausführung der vorschriftsmäßigen Desinfektion aufgehoben.

Pferde, Esel, Maultiere von Geschäftsreisenden, Jahrmarktskrämern und sonstigen umherziehenden Personen sowie Tiere, die zum Treideldienst verwendet werden, können unterwegs oder in Gastställen von Sanitätstierärzten untersucht werden.

10. Dourine.

Pferde, Esel (Maultiere), bei denen die Dourine festgestellt ist, werden unter sanitätstierärztliche Überwachung gestellt, mit Brandzeichen versehen und dürfen während der Überwachungszeit nicht zur Zucht verwendet werden. In der betreffenden und den angrenzenden Gemeinden werden die Privatbeschäler und Zuchtesel alle 14 Tage sanitätstierärztlich untersucht und dürfen nur mit einem nicht mehr als 8 Tage alten tierärztlichen Gesundheitszeugnis zum Sprunge verwendet werden. Ferner dürfen nur solche Stuten und Eselinnen besprungen werden, für die ein nicht mehr als 4 Tage altes tierärztliches Gesundheitszeugnis beigebracht wird.

Die Überwachungsmaßregeln dürfen erst ein Jahr nach der sanitätstierärztlich bestätigten Heilung aller überwachten Tiere aufgehoben werden. Im Falle der Kastration der Tiere wird die Überwachung ohne weiteres eingestellt.

11. Rotlauf und Schweinepest.

Verbreitung.

Die Anzahl der von Rotlauf und Schweinepest betroffenen Schweinebestände belief sich in den Jahren

1907	auf 565	(Rotlauf)	und	210	(Schweinepest)
1908	„ 776	„	„	574	„
1909	„ 1014	„	„	438	„
1910	„ 658	„	„	573	„
1911	„ 518	„	„	553	„
1912	„ 524	„	„	382	„

Bekämpfung.

Sobald der Ausbruch des Rotlaufs oder der Schweinepest festgestellt ist, verhängt der Präfekt die Sperre über die Örtlichkeiten, in denen sich die kranken Tiere befinden. Alle im Viehseuchengesetze vorgesehenen Sperrmaßnahmen (vergl. S. 208) sind anwendbar. Das Töten erkrankter Schweine ist nur nach vorheriger Anzeige an die Ortsbehörde erlaubt. Der Verkauf ansteckungsverdächtiger Tiere ist nur zum Schlachten gestattet. Der Transport in das Schlachthaus muß zu Wagen geschehen.

Kadaver von Tieren, die an einer der genannten Seuchen verendet sind, sind entweder an Ort und Stelle zu vernichten oder in die Abdeckerei oder auf den Verscharrungsplatz zu verbringen. Die hierbei verwendeten Wagen müssen undurchlässig sein, die dabei beschäftigten Personen haben sich den erforderlichen Desinfektionsmaßnahmen zu unterziehen.

Bei epizootischem Auftreten einer der beiden Seuchen wird Verkehrs- und Marktsperre für Schweine verfügt.

Wer die Schutzimpfung gegen Rotlauf vornehmen lassen will, hat dies vorher der Ortsbehörde anzuzeigen (vergl. S. 221).

Die verhängten Sperrmaßnahmen können erst nach Ablauf von 45 Tagen vom letzten Seuchenfall ab oder, wenn alle in den verseuchten Örtlichkeiten vorhanden gewesenen Schweine getötet sind, sofort nach vorangegangener Desinfektion aufgehoben werden. Ist die Schutzimpfung gegen Rotlauf vorgenommen worden, so kann die Seuchenerklärung 15 Tage nach der Impfung und nach der Desinfektion aufgehoben werden, sofern unter den geimpften Tieren kein neuer Seuchenfall aufgetreten ist.

o) Impfung. Handel mit Impfstoffen.

Die Impfung kann geschehen als Vorbeugungsmaßregel gegen die Weiterverbreitung einer Seuche, ferner als Mittel, um sämtliche Tiere eines Stalles gleichzeitig krank zu machen und dadurch die Seuche schneller und wirtschaftlicher zu bewältigen (wie bei Maul- und Klauenseuche) oder als Mittel zur Feststellung einer Seuche in deren Anfangsstadium.

So ist z. B. die Schutz-Impfung obligatorisch und von der Präfektur anzuordnen bei Lungenseuche für alle (nicht abzuschlachtenden) Rinder eines angesteckten Bezirkes; sie kann ferner auf das Gutachten des Departementstierarztes hin angeordnet werden bei Schafpocken. Soll zum Schutze gegen Lungenseuche geimpft werden oder soll eine von Schafpocken noch nicht befallene Herde geimpft werden, so hat die Präfektur zuvor die Bekanntmachung über den Seuchenausbruch zu erlassen. Ohne diese behördliche Anordnung oder, falls eine solche nicht ergangen ist, ohne die Genehmigung der Präfektur darf die Impfung bei Lungenseuche und Schafpocken in keinem Falle vorgenommen werden. Dagegen können die Viehbesitzer nach vorheriger Anzeige beim Bürgermeister, die Schutzimpfung bei Rauschbrand und Rotlauf vornehmen lassen. Der impfende Tierarzt hat nach der Impfung unverzüglich Impfdatum und Anzahl der geimpften Tiere dem Bürgermeister zu bescheinigen, der seinerseits die Präfektur und zugleich den Sanitätstierarzt seines Bezirkes benachrichtigt. Der Sanitätstierarzt überwacht die geimpften Tiere 14 Tage lang (Impftag nicht mitgerechnet), während welcher Zeit die Tiere nicht weggebracht werden dürfen.

Über die absichtliche Übertragung der Maul- und Klauenseuche auf alle Tiere einer angesteckten Herde mit dem Speichel infizierter Tiere (Notimpfung) bestehen keine gesetzlichen Vorschriften, sie ist vielmehr dem Ermessen der Besitzer überlassen.

Impfstoffe (Heilsera usw.) dürfen nach dem Gesetze, betreffend die Bereitung, den Verkauf und den Vertrieb von Heilserum und ähnlichen Stoffen, vom 25. April 1895[1]) weder umsonst noch gegen Entgelt abgegeben werden, wenn sie nicht, sowohl was ihre Herstellung als ihre Herkunft anlangt, von der Regierung (auf Gutachten des Landesgesundheitsrats und der medizinischen Akademie) zugelassen sind. Die Zulassung ist widerruflich. Die Impfstoffe unterliegen der Überwachung durch eine eigens ernannte Kommission. Die Impfstoffe werden, soweit sie für Tiere bestimmt sind, von den Apotheken auf tierärztliches Rezept abgegeben; ihre Behälter müssen eine Aufschrift tragen, die Ort und Datum der Herstellung des Impfstoffes angibt. In dringlichen Fällen können die Tierärzte Impfstoffe an ihre Kundschaft liefern. An Bedürftige kann die „Assistance publique“ Impfstoffe umsonst

---

[1]) Veröffentl. d. Kaiserl. Gesundheitsamts 1895 S. 371.

abgeben; ihre Behälter tragen eine entsprechende Aufschrift. Impfstoffe dürfen also nur in Apotheken, bei Ärzten und Tierärzten oder in Depots der Assistance publique vorrätig gehalten werden. Zuwiderhandlungen gegen dieses Gesetz werden mit Geldstrafen von 16 bis 1000 Frank geahndet; Fälschungen von Impfstoffen werden nach § 423 des Strafgesetzbuchs bestraft.

d) Staatliche Entschädigung bei Verlusten durch Viehseuchen.

1. Kostentragung.

Die Kosten für Tötung, Vergraben, Transport, Quarantäne, Desinfektion und alle sonstigen Maßnahmen, welche die Durchführung der Seuchenvorschriften erfordert, sind von den Viehbesitzern zu tragen. Falls die Viehbesitzer sich weigern, den ausdrücklichen Weisungen der Verwaltungsbehörde nachzukommen, werden die genannten Maßnahmen auf ihre Rechnung zwangsweise durchgeführt. Die Gemeinden können ihre Unkosten aus dem Ertrag der Viehmarkt- und Schlachthaustaxen decken (Gesetz 1898 Art. 63 und vom 8. Januar 1905).

2. Entschädigungsbestimmungen.

Bei Rinderpest, Lungenseuche, Tuberkulose und Rotz werden von Staats wegen Entschädigungen an die Besitzer geleistet (Gesetze von 1881 Art. 17 bis 23, bezw. 1898, Art. 46 bis 52 und Finanz-Gesetze vom 30. Mai 1899, 30. Dezember 1903, 17. April 1906). Für die wegen Rinderpest auf Veranlassung der Ortsbehörde getöteten Tiere werden $^3/_4$ des Wertes des Tieres vor seiner Krankheit gezahlt. Bei Lungenseuche ist die Entschädigung für zwangsweise getötete Tiere und für die durch Zwangsimpfung verursachten Todesfälle wie folgt festgesetzt:

$^1/_2$ des Wertes, wenn die Tiere als verseucht erkannt sind;
$^3/_4$ des Wertes, wenn sie nur ansteckungsverdächtig waren;
voller Wert, wenn sie infolge der Zwangsimpfung verendet sind.

Die Entschädigung darf jedoch den Betrag von 800 Frank für den vollen Wert, 600 Frank für $^3/_4$, 400 Frank für die Hälfte des Wertes des Tieres nicht überschreiten. Für Tiere, die vom Ausland eingeführt wurden, wird, falls sie innerhalb 3 Monaten nach ihrer Einfuhr wegen Lungenseuche getötet wurden, keine Entschädigung gewährt.

Wenn Teile des getöteten Tieres bei Rinderpest oder Lungenseuche für den Konsum oder zur gewerblichen Verwertung freigegeben sind, so hat der Besitzer den Betrag aus dem Verkaufe dieser Teile anzugeben; ist er höher als der nicht entschädigte Teil ($^1/_4$ oder $^1/_2$) des Wertes, so wird die staatliche Entschädigung um diesen überschießenden Betrag gekürzt.

Vor der zwangsweisen Tötung werden die Tiere von dem Departementstierarzt und einem vom Besitzer bestimmten Sachverständigen abgeschätzt. Wird ein solcher Sachverständiger nicht bestimmt, so schätzt der Departementstierarzt allein. Über die Abschätzung ist ein Protokoll aufzunehmen, das vom Bürgermeister unterschrieben und begutachtet wird. Der Entschädigungsantrag ist binnen drei Monaten vom Tage der Tötung ab beim Landwirtschaftsminister einzureichen. Nach dieser Frist erlischt der Entschädigungsanspruch. Ferner kann er verloren gehen bei nachgewiesenen Zuwiderhandlungen gegen die viehseuchenpolizeilichen Vorschriften. Die Entscheidung über die Gewährung der Entschädigung und ihre Höhe steht dem Minister zu; Einspruch kann beim Staatsrat erhoben werden.

Bei Tuberkulose ist die Entschädigung für Tötung der Tiere und Beschlagnahme des Fleisches festgesetzt auf:

1. $^1/_3$ des Wertes, den das Tier als Schlachttier (vergl. Verfügung vom 4. Juli 1905) zum Zeitpunkt der Tötung hatte, wenn die Tuberkulose eine vollständige ist oder das Fleisch ganz zum Genusse untauglich befunden und völlig beschlagnahmt wird;

2. $^3/_4$ dieses Wertes, wenn die Krankheit örtlich war oder das Fleisch nur teilweise als zum Genuß untauglich beschlagnahmt wird;

3. den vollen Wert, wenn sich nach der zwangsweise vorgenommenen Tötung herausstellt, daß das Tier nicht mit Tuberkulose behaftet war.

Der Ertragswert des unter ortsbehördlicher Überwachung vom Eigentümer verkauften Fleisches, der Haut usw. wird in diesen Fällen, ausgenommen bei völliger Beschlagnahme des Fleisches, von dem Betrage der Entschädigung abgezogen. Diese Entschädigung darf den Betrag von 200 Franken für $^1/_3$, 450 Franken für $^3/_4$ des Wertes nicht überschreiten; sie kann gewährt werden an alle Eigentümer, die den veterinärpolizeilichen Vorschriften nachgekommen sind, die selbst oder durch Vermittlung ihre Tiere in ein öffentliches oder privates, aber unter ständiger Überwachung durch einen vom Präfekten genehmigten Tierarzt stehendes Schlachthaus geschickt haben und von der Schädigung durch die Beschlagnahme betroffen werden oder die ihre Tiere in irgend ein kleines Schlachthaus (tuerie) geschickt haben, sofern sie vor dem Abschlachten den Besuch eines von der Präfektur bestätigten Tierarztes gefordert haben.

Für gesperrte oder geimpfte Tiere, die freiwillig vom Besitzer zur Schlachtbank geschickt worden sind, wird, auch wenn sie sich nachträglich als vollkommen gesund herausstellen, keine Entschädigung gewährt, da es dem Besitzer freistand, das Ende der Sperre oder das Ergebnis der Impfung abzuwarten.

Durch das Gesetz vom 15. Januar 1905[1]) wird auch für die Tiere, die wegen Rotz zwangsweise getötet wurden, eine Entschädigung festgesetzt, die $^3/_4$ des Wertes des Tieres vor der Krankheit beträgt, jedoch den Betrag von 750 Frank nicht überschreiten darf. Die Entschädigungsanträge müssen dem Landwirtschaftsminister innerhalb 3 Monaten nach dem Tötungstage eingereicht werden.

Genauere Bestimmungen über die Durchführung des Entschädigungsverfahrens (Protokolle, betreffend Abschätzung, Anträge, Fleischbeschlagnahme, Tötung) enthält ein Rundschreiben des Landwirtschaftsministers vom 27. Januar 1905[2]).

Bei anderen Seuchen als Rinderpest, Lungenseuche, Tuberkulose und Rotz wird eine Entschädigung nicht gewährt.

---

[1]) Veröffentl. d. Kaiserl. Gesundheitsamts 1905 S. 715. — [2]) Ebenda.

3. Entschädigungsstatistik.

Die aus der Staatskasse bezahlten Seuchen-Entschädigungen beliefen sich bei Lungenseuche im Jahre 1882 auf 688481 Frank und bewegten sich bis 1892 um durchschnittlich 400000 Frank jährlich. Seitdem gingen sie stetig — mit einer vorübergehenden Zunahme im Jahre 1899 (128945 Fr.) und 1900 (202766 Fr.) — auf 14258 Frank in 1905 zurück. Die seitdem gezahlten Entschädigungen beziehen sich nur auf Tiere, die seuchenverdachtshalber getötet wurden, bei denen jedoch keine Lungenseuche festgestellt worden ist.

Es wurden aus der Staatskasse an Seuchenentschädigungen bezahlt:

Im Jahre	wegen					im ganzen
	Lungenseuche	Tuberkulose		Rotz und Wurm		
	Fr.	Zahl der Gesuche	Fr.	in Fällen	Fr.	Fr.
1905	14 258	9 054	907 087	877	388 826	1 310 171
1906	360	10 200	1 073 629	624	265 437	1 339 426
1907	1 280	11 498	1 229 600	542	246 325	1 477 205
1908	1 429	12 325	1 441 459	346	171 036	1 613 924
1909	530	13 232	1 559 061	310	151 328	1 710 919
1910	1 415	13 967	1 484 485	300	140 996	1 626 896
1911	15 158	—	1 471 953	—	158 074	1 645 185
1912	600	—	1 515 092	—	78 521	1 594 213

4. Erfolge der Entschädigung.

Das in den vorhergehenden Abschnitten behandelte Entschädigungssystem, das gestattet, daß neben den kranken auch alle verdächtigen Tiere sofort getötet werden, hat sich außer bei Lungenseuche auch bei Rotz gut bewährt, indem Fälle der genannten Seuchen seit der Wirkung des Gesetzes vom 14. Januar 1901[1]) anhaltend zurückgegangen sind.

Dagegen hat die Entschädigung für Tuberkulose, trotz des großen Aufwandes (durchschnittlich $1^{1}/_{2}$ Million Fr. jährlich), den die Staatskasse in den letzten Jahren gemacht hat, keinen erkennbar günstigen Erfolg gehabt. Die Entschädigungssummen sind seit dem ersten Entschädigungsjahr 1898 von 104 auf 1537 Tausend Fr. im Jahre 1909, die Entschädigungsgesuche in derselben Zeit von rund 3 auf 14 Tausend gestiegen, ohne daß man eine Einschränkung der Tuberkulose feststellen konnte. Dieser Mißerfolg der Entschädigung, die vom Gesetzgeber als Vorbeugemittel gedacht war, wird vor allem ihrer Anwendungsart zugeschrieben. Es werden $^{3}/_{4}$ des Schlachtwerts ersetzt, so lange bei der Tötung eine nur örtliche Tuberkulose festgestellt wird und ohne Rücksicht darauf, wieviel für das verkaufte Fleisch, die Haut usw. erzielt wird. Hiernach haben z. B. die Besitzer von Milchkühen, deren eigentlicher Wert den Schlachtwert in der Regel wesentlich übersteigt, alles Interesse daran, tuberkulöse Kühe nicht in den ersten Stadien der Krankheit schlachten zu lassen, sondern sie,

[1]) Veröffentl. d. Kaiserl. Gesundheitsamts 1905 S. 715.

so lange es wirtschaftlich vorteilhaft ist, zur Milchnutzung auszubeuten. Werden die Tiere dann zu einem Zeitpunkt geschlachtet, wo die Krankheit zwar fortgeschritten ist, aber doch nicht zur vollständigen Beschlagnahme des Fleisches führt, so sind die Besitzer an der Erzielung eines guten Preises für das Fleisch der Tiere nicht weiter interessiert. Das Fleisch wird häufig verschleudert, und der Nutzen der Entschädigung kommt nicht den Viehbesitzern, sondern Zwischenhändlern zugute, die solches Fleisch aufkaufen und sich daraus eine gute Einnahmequelle erschließen. Jedenfalls wird der Hauptzweck der Entschädigung, die Seuchenträger baldmöglichst unschädlich zu machen, auf diese Weise nicht erfüllt. Es sind daher in den letzten Jahren wiederholt Verbesserungsvorschläge gemacht worden. Ein Vorschlag geht dahin, in allen Entschädigungsfällen bei Tuberkulose den Anteil des Staates auf die Hälfte des Schlachtwertes festzusetzen, den Besitzern jedoch den Erlös aus Fleisch, Haut usw. unverkürzt zu lassen. Nach anderen Vorschlägen soll bei Tuberkulose, wie bei den anderen Seuchen, für die eine Entschädigung geleistet wird, die Entschädigung nach dem wirklichen Gebrauchswert des Tieres bemessen werden.

Ein weiterer Gesetzesvorschlag geht von ganz anderen Gesichtspunkten aus. Er will an Stelle des derzeitigen Zwanges eine freiwillige, vom Sanitätsdienst zu unterstützende Vorbeugung setzen und die gegenwärtige, als Versicherung wirkende Entschädigung in eine Art Prämie für hygienische Stallhaltung umwandeln, und es wird beabsichtigt, die Versicherungsgesellschaften zu einer hauptsächlich auf methodische Sanierung infizierter Herden abzielenden Mitarbeit heranzuziehen.

e) Zustandekommen der Viehseuchenstatistik.

Nachrichtendienst bei Seuchenausbrüchen.

Die in Frankreich festgestellten Seuchenfälle werden in dem vom Landwirtschaftsministerium herausgegebenen „Bulletin sanitaire“ veröffentlicht. Dieses Blatt erschien bis anfangs November 1912 monatlich. Seit dem 3. November wird es als Wochenblatt herausgegeben und ist inhaltlich insofern verändert, als sich die Angaben nicht nur wie früher, auf die Ställe, Gemeinden und Departements, sondern auch für die neuen Seuchenherde auf die Tiere nach Gattungen beziehen. Außerdem sind in das Blatt die Erhebungen über Tuberkulose nnd Tuberkulinimpfung neu aufgenommen worden.

Diese Veröffentlichungen werden aus den Seuchenlisten zusammengestellt, die die Departementstierärzte auf Grund der Seuchenmeldungen der ihnen unterstellten Sanitätstierärzte und eigener Beobachtungen wöchentlich dem Landwirtschaftsministerium einreichen.

Jeder Sanitätstierarzt hat außerdem im Laufe des Januar einen Jahresbericht über die in seinem Dienstbereiche vorgekommenen Seuchenfälle und deren Bekämpfung dem Departementstierarzte vorzulegen, der nach diesen Berichten und deren statistischen Angaben seinerseits einen Generalbericht auszuarbeiten und diesen dem Landwirtschaftsministerium vor dem 1. März einzusenden hat.

Über den Austausch von Nachrichten über das Auftreten von ansteckenden Menschen- und Tierkrankheiten in den beiderseitigen Grenzgebieten ist zwischen der

Kaiserlich Deutschen Regierung und der Regierung der Französischen Republik ein Abkommen getroffen worden, dessen Bestimmungen am 15. Dezember 1911 in Kraft getreten sind[1]). Die ansteckenden Tierkrankheiten, bezüglich deren gegenseitige Benachrichtigung stattfinden soll, sind: Rinderpest (peste bovine), Tollwut (rage), Rotz (morve et farcin), Maul- und Klauenseuche (fièvre aphteuse), Lungenseuche des Rindviehs (péripneumonie contagieuse), Pockenseuche der Schafe (clavelée), Beschälseuche der Pferde (dourine), Räude der Schafe (gale du mouton), Schweinepest (pneumo-entérite infectieuse).

Die Benachrichtigung erstreckt sich deutscherseits auf ganz Elsaß-Lothringen, französischerseits auf die Grenzdepartements Vosges und Meurthe-et-Moselle sowie auf das Departement Haute Saône und das Administrationsgebiet von Belfort.

Die Benachrichtigung hat wöchentlich durch Austausch des vereinbarten Formularberichts zu erfolgen. Nur der Ausbruch der Maul- und Klauenseuche wird sofort nach dem Bekanntwerden mittels besonderer Anzeige mitgeteilt.

In ähnlicher Weise ist ein französisch-italienisches Abkommen, betreffend Austausch von Nachrichten über das Auftreten ansteckender Tierkrankheiten am 19. März 1913 getroffen worden.

Ferner besteht zwischen Frankreich und Belgien ein Übereinkommen (31. Mai 1895, 28. April 1900, 15. März 1906, 29. Dezember 1909), nach welchem sofort bei Seuchenausbruch oder -verdacht die Grenzbezirke (die belgischen Provinzen Westflandern, Hainaut, Namur, Luxemburg, und die französischen Departements Nord, Aisne, Ardennes, Meuse, Marthe-et-Moselle) benachrichtigt werden.

f) Verhütung der Seuchenverschleppung nach dem Auslande.

Durch Artikel 60 des Gesetzes vom 21. Juni 1898, betreffend Feldpolizei[2]), wird die Regierung ermächtigt, Vorschriften über die Ausfuhr von Vieh zu erlassen, um zu verhindern, daß mit ansteckenden Krankheiten behaftete Tiere ausgeführt werden. Diese Vorschriften sind durch Präsidialverordnung vom 13. September 1910[3]) und durch den Regierungserlaß vom 24. Oktober 1910 mit Wirkung vom 1. Januar 1911 ab wie folgt festgesetzt worden.

Die Ausfuhr auf dem Seewege darf nur über bestimmte Häfen stattfinden. Vor der Ausfuhr müssen die Tiere einer Untersuchung durch den diensttuenden Veterinärinspektor unterzogen werden; in Hafenorten, wo kein ständiger Veterinärinspektor vorhanden ist, muß die Ausfuhranzeige einen Tag vorher gemacht werden. Bis nach vollendeter Untersuchung müssen die einzelnen Sendungen streng getrennt bleiben: Wärter sind vom Ausführenden 'zu stellen. Zur Untersuchung ist ein vom Bürgermeister der Gemeinde, aus der die Tiere kommen, ausgestelltes Ursprungszeugnis für die Tiere beizubringen mit der darin enthaltenen amtlichen Bestätigung, daß in der Abgangsgemeinde keine auf die betreffende Tiergattung übertragbare Seuche herrscht, noch während der vergangenen 6 Wochen geherrscht hat. Dieses Ursprungszeugnis

---

[1]) Veröffentl. d. Kaiserl. Gesundheitsamts 1911 S. 1254. — [2]) Desgl. 1898 S. 799. — [3]) Desgl. 1911 S. 114.

darf nicht älter als 6 Tage vor dem Abgang der Tiere aus der Heimat sein und wird dem Ausführenden nach der Untersuchung zurückgegeben. Der Ausführende erhält ferner auf Ansuchen vom Veterinärinspektor (gegen eine Gebühr von 6 Fr.) ein Zeugnis über den Gesundheitszustand der Tiere im Augenbick der Einschiffung; dieses Zeugnis kann sich, je nach Wahl des Ausführenden, auf ein Tier oder mehrere selbst verschiedenen Gattungen angehörende Tieren beziehen. Die Untersuchung kann — nur bei Tage und während der Dienststunden — je nach Wahl des Ausführenden auf dem Einladekai oder in einem nicht mehr als 2 km vom Kai entfernt liegenden Stalle geschehen; die Gebühren sind im letzteren Falle doppelt so hoch.

In kleineren Seehäfen, wo kein eigener Sanitätsdienst eingerichtet ist, kann an Stelle der Untersuchung das beglaubigte Gesundheitszeugnis eines Sanitätstierarztes treten; Ursprungszeugnis und Gebühren sind aber dabei wie oben zu erbringen.

Im Verkehr zwischen Korsika und Frankreich sowie bei den als Schiffsproviant ausgeführten Tieren wird von jeder sanitären Formalität bei der Einschiffung abgesehen.

Werden die untersuchten Tiere als verseucht oder seuchenverdächtig erkannt, so wird die Ausfuhrerlaubnis verweigert, und die Tiere werden nebst denjenigen, die in ihren Ansteckungsbereich gekommen sind, beschlagnahmt und ebenso wie die auf Märkten krank befundenen Tiere behandelt. Sind die Tiere dagegen gesund, so wird für alle zur Sendung eines Ausführenden gehörende Tiere nur ein Einschiffungs-Erlaubnisschein ausgefertigt, der bei etwaigem Verluste nicht ersetzt, sondern nur nach erneuter gebührenpflichtiger Untersuchung neu ausgestellt wird.

Vor dem Einschiffen der Tiere hat sich der Veterinärinspektor davon zu überzeugen, daß alle Verladestellen und alle zur Einschiffung benutzten Gegenstände vorher gründlich gereinigt und desinfiziert worden sind. Hat das Schiff vorher zur Viehbefördernng gedient, so läßt er sich vom Kapitäne die Bescheinigung über die nach der letzten Ausschiffung erfolgte Reinigung und Desinfektion ausstellen. Erst nach diesen Feststellungen fertigt er den oben erwähnten Einschiffungs-Erlaubnisschein aus.

Von jeder sanitären Beschränkung gelegentlich ihrer Ausfuhr zur See befreit, jedoch untersuchungsgebührenpflichtig sind fremde Tiere, die zu Rennen oder auf Ausstellungen in Frankreich waren, oder einheimische Tiere, die zu demselben Zwecke ins Ausland gehen; sowohl von jeder Förmlichkeit, wie von Gebühren befreit sind die Pferde, die Mitgliedern fremder diplomatischer Corps oder Militärattachés gehören, ferner die Pferde und Maultiere der Armee und der Staatsgestüte sowie die Dienstpferde der Offiziere der Gestütsbeamten.

Im übrigen kann der Landwirtschaftsminister jederzeit die von ihm zur Verhinderung der Ausfuhr verseuchter Tiere als nötig erachteten Verbote oder Einschränkungen verfügen.

Bei der Ausfuhr über die Landgrenze sind ähnliche Bedingungen wie bei der Ausfuhr auf dem Seeweg zu erfüllen. Kein Tier darf das Land verlassen, ohne von einem Gesundheits- und Ursprungszeugnis begleitet zu sein. Das Gesundheitszeugnis kann, wenn die Tiere aus einem Orte nahe der Grenze kommen, vom Veterinär des Ausfuhrzollamts, sonst vom Sanitätstierarzt des Heimatsorts ausgestellt werden.

g) Desinfektion bei Viehseuchen.

Die Desinfektionsmaßnahmen in Seuchenfällen sind durch Verfügung des Landwirtschaftsministers vom 1. April 1898 festgesetzt. Die Desinfektion ist vom Sanitätstierarzt zu überwachen und hat sich auf alles, was Krankheitskeime bergen kann, zu erstrecken, so namentlich auf

1. die von den verseuchten Tieren betretenen Örtlichkeiten und alles, was von ihnen stammt: Dünger, Jauche, Streu, Stroh, Futter;
2. Tränken, Futterkrippen, Ringe und alle Geräte, die von den Tieren beschmutzt wurden;
3. Dünger- und Jauchestätten und deren Zu- und Abflüsse;
4. Höfe, Gehege, Weideplätze, in denen sich die kranken Tiere aufhielten;
5. Straßen und Wege, die von den kranken Tieren oder den Wagen mit ihrem Kadaver oder ihrem Dünger benutzt wurden;
6. Wagen, die zum Transporte verseuchter oder verdächtiger Tiere oder ihrer Kadaver oder von Dünger aus verseuchten Örtlichkeiten gedient haben; solche Wagen müssen undurchlässig gebaut sein;
7. Kadaver und Teile von Kadavern;
8. Verscharrungsplätze;
9. Personen, die mit kranken Tieren, deren Kadavern oder Dünger in gefährlicher Berührung gewesen sind.

Als Desinfektionsmittel kommen die oben unter III. C. 2. S. 192 angeführten in Betracht.

Für jede der anzeigepflichtigen Seuchen (vgl. S. 206) verfügt der Erlaß die Einzelheiten der Desinfektion.

h) Unschädliche Beseitigung der Tierkadaver. Abdeckereiwesen.

Die gesetzliche Grundlage für die Regelung des Abdeckereiwesens ist gegeben in den Artikeln 27 und 28 des Feldpolizeigesetzes (Code Rural) vom 21. Juni 1898. Danach darf Fleisch von Tieren, die an irgend einer Krankheit verendet sind, weder verkauft noch sonst in den Verkehr gebracht werden.

Jeder Besitzer eines Tieres, das an einer nicht ansteckenden Krankheit verendet ist, hat den Kadaver binnen 24 Stunden entweder in eine genehmigte Abdeckerei bringen zu lassen oder ihn durch ein chemisches Mittel oder Feuer zu zerstören oder in einer, wenn irgend möglich, 100 Meter von den Wohnungen entfernten Grube in der Weise verscharren zu lassen, daß der Kadaver mit einer mindestens 1 m dicken Erdschicht bedeckt ist.

Verboten ist, tote Tiere in Gehölze, Flüsse, Sümpfe oder auf Wege zu werfen, sie in Ställen, Gutshöfen oder in der Nähe von Zisternen, Quellen und Tränken zu verscharren.

Kadaver, die auf Gemeindegebiet gefunden werden und deren Eigentümer binnen 12 Stunden nicht bekannt geworden ist, sind vom Bürgermeister unschädlich beseitigen zu lassen.

Seuchenkranke oder seuchenverdächtige Tiere dürfen nicht ausgestellt, verkauft oder feilgeboten werden. Der Eigentümer darf solche Tiere nur unter ganz bestimmten, für die einzelnen Seuchen festgesetzten Bedingungen veräußern. Ebenso ist die Dauer des Verkaufsverbots für jede Tiergattung und Seuche festgesetzt.

Das Fleisch der an irgendeiner Seuche verendeten oder wegen Erkrankung an Rinderpest, Rotz, Rotlauf, Tollwut, Milzbrand, Rauschbrand getöteten Tiere darf nicht als menschliches Nahrungsmittel verwendet werden.

Die Kadaver von Tieren, die an einer Seuche verendet oder deshalb getötet worden sind, sind spätestens innerhalb 24 Stunden durch chemische Mittel zu vernichten oder zu verbrennen oder nach vorherigem Einbetten in gelöschten Kalk so zu vergraben, daß sie von einer mindestens 1 m starken Bodenschicht bedeckt sind.

Die Kadaver von an Milzbrand, Rauschbrand oder Rinderpest verendeten oder wegen Erkrankung an Rinderpest getöteten Tieren dürfen nur nach Zerschneiden der Haut vergraben werden. Wo nicht eigene Abdeckereien bestehen, kann für das Verbrennen oder Vergraben ein besonderer Platz angewiesen werden, der mindestens 100 m von jeder Behausung oder jedem Wasserlauf entfernt und hinreichend eingefriedigt sein muß. Dieser Platz darf von unbefugten Personen nicht betreten werden. Das darauf wachsende Futter darf nicht geerntet, sondern muß verbrannt werden.

Das Fleisch von Tieren, die wegen Erkrankung an Lungenseuche, Tuberkulose oder Schweinepest getötet wurden, darf nur mit besonderer (vom Sanitätstierarzt schriftlich bestätigter und begründeter) Genehmigung des Bürgermeisters als menschliches Nahrungsmittel verwendet werden. Auf alle Fälle sind aber die Lungen und andere Eingeweide unter den oben erwähnten Vorsichtsmaßregeln zu vergraben oder zu verbrennen. Der Bürgermeister hat an die Präfektur sofort von der von ihm erteilten Genehmigung und dem Gutachten des Sanitätstierarztes Abschrift einzusenden und die Bestätigung anzufügen, daß die Eingeweide in seiner oder seines Vertreters Gegenwart vorschriftsmäßig vernichtet worden sind.

Das Fleisch von Tieren, die getötet wurden, weil sie mit von Rinderpest verseuchten Tieren in Berührung gekommen sind, darf nur mit Zustimmung des Sanitätstierarztes in den Konsum gebracht werden; auf alle Fälle dürfen aber ihre Haut, die Eingeweide und Abfälle nicht ohne vorschriftsmäßige Desinfektion vom Schlachtort entfernt werden.

Die Gemeinden sollen, sofern sie nicht eine Abdeckerei besitzen oder in der Nähe haben, einen gemeindlichen Verscharrungsplatz nach tierärztlichem Gutachten anlegen, möglichst mit einem besonderen, gut absperrbaren Gelände für Milzbrand- oder Rauschbrand-Fälle. Bei diesen beiden Seuchen sowie bei Rinderpest soll auch die Haut vor dem Einscharren zerschnitten werden. Bei anderen Seuchen kann die Haut nach ihrer Desinfektion freigegeben werden. Diese Desinfektion soll aber in allen Fällen durch längeres Liegen in der Desinfektionsflüssigkeit, nicht etwa nur durch Eintauchen in dieselbe vollzogen werden.

Für die Errichtung von Abdeckereien muß die Genehmigung des Präfekten nachgesucht werden. Sie unterliegt den Bestimmungen einer Verfügung vom 15. Oktober 1810, betreffend ungesunde Betriebe, die solche Anstalten (auch Schlachthäuser) unter öffentliche Überwachung stellt und sie in drei (inzwischen verschiedenmal anders festgelegte) Klassen einteilt. Das Genehmigungsgesuch muß in allen im Umkreis von 5 km liegenden Gemeinden öffentlich angeschlagen werden, und es kann in diesen innerhalb Monatsfrist Einspruch gegen die Errichtung erhoben werden. Über die Zulässigkeit des ausgewählten Geländes ist vor dem Bürgermeister der betreffenden Gemeinde zu verhandeln. Der Präfekt entscheidet unter Berücksichtigung des Gesundheitsrats des betreffenden Arrondissements; gegen seine Entscheidung ist binnen drei Monaten Berufung beim Staatsrat zulässig.

In den Abdeckereien ist ein Register zu führen, in das alle Tiere in der Reihenfolge ihres Eintreffens einzutragen sind. Die Eintragung hat zu enthalten Name und Wohnort des Besitzers, Signalement der Tiere, Todesursache oder Tötungsgrund. Dieses Register ist von dem die Anstalt überwachenden Tierarzt bei jedem seiner Besuche zu unterzeichnen; der Tierarzt überzeugt sich, ob die Anzeige der in der Anstalt festgestellten Seuchenfälle regelmäßig beim Bürgermeister stattgehabt hat, ordnet alle nötigen hygienischen und gesundheitlichen Maßnahmen an und überwacht deren Durchführung.

Falls die Abdeckerei eine Ansteckungsgefahr für die Tiere der Nachbarschaft bildet, berichtet, nach Augenschein, der Departementstierarzt an die Ortsbehörde und die Präfektur. Der Bürgermeister ordnet die angegebenen Reinigungs- und Reparatur-Maßnahmen an. Wird dieser Anordnung nicht entsprochen, so kann der Präfekt die Schließung der Abdeckerei bis zur Durchführung der unerläßlichen Maßnahmen verfügen.

Jeder in einer Abdeckerei bei einem lebenden oder einem getöteten Tiere festgestellte Seuchenfall wird unverzüglich dem Bürgermeister der Herkunftsgemeinde des Tieres durch Übersendung eines Duplikats des tierärztlichen Berichts mitgeteilt.

V. Schlachtvieh- und Fleischbeschau.

A. Organisation der Schlachtvieh- und Fleischbeschau. Gesetzliche Grundlagen. Schlachthäuser.

Gemäß Artikel 63 des Gesetzes, betreffend die Feldpolizei, vom 21. Juni 1898 (Code rural)[1]) haben diejenigen Gemeinden, in denen Schlachthäuser eingerichtet sind, einen oder mehrere Tierärzte mit der gesundheitlichen Überwachung der Schlachttiere zu betrauen. Die Ausgaben für die Überwachung fallen der Gemeinde zur Last, können aber durch besondere Gebühren wieder erhoben werden. Da die Ortsbehörde ferner durch das Gesetz vom 5. April 1884 zur Nahrungsmittelkontrolle verpflichtet ist, liegt ihr auch die Durchführung der Fleischbeschau ob.

Nach dem Gesetz, betreffend die Schlachthäuser, vom 8. Januar 1905 zieht die vorschriftsmäßige Inbetriebsetzung eines der Gemeinde oder mehreren Gemeinden gehörigen Schlachthauses die Aufhebung aller in einem vom Präfekten festgesetzten Umkreis befindlichen Privatschlächtereien nach sich. Dieser Umkreis kann sich auf

---

[1]) Veröffentl. d. Kaiserl. Gesundheitsamts 1898, S. 799.

eine Gemeinde oder Teile einer solchen beschränken oder sich auf mehrere, selbst in verschiedenen Departements gelegene Gemeinden ausdehnen und nachträglich noch erweitert werden.

Die Gemeinden dürfen in ihren Schlachthäusern vom Kilogramm des Schlachtfleisches, d. h. der 4 Viertel, eine Gebühr von höchstens 2 Centimes erheben, von der die Hälfte als Schlachttaxe, die andere Hälfte als Fleischbeschau- und Stempelungstaxe anzusehen ist. Von sogenanntem Marktfleisch, das außerhalb geschlachtet und in die Gemeinde zum Verkauf eingeführt wird, darf nur die Beschautaxe erhoben werden. Ebenso dürfen Gemeinden, die kein Schlachthaus (allein oder mit anderen Gemeinden zusammen) besitzen, für das im Gemeindebezirk geschlachtete oder zu Markt gebrachte Fleisch nur die Beschautaxe von höchstens 1 Centimes für das Kilogramm erheben. Gemeinden, die gemäß den Bestimmungen der Verordnung vom 1. August 1864, d. h. wegen nachgewiesener höherer Betriebs- und Amortisationskosten für ihre Schlachthäuser, zur Erhebung höherer Taxen ermächtigt sind, können diese beibehalten.

Die in das Schlachthaus verbrachten Tiere sollen daselbst spätestens an dem auf den Zutrieb folgenden Tage geschlachtet werden; ihr Fleisch nebst dem Abfall darf nicht länger als während des auf die Schlachtung folgenden Tages im Schlachthaus verbleiben. Die Gemeinden können ein längeres Verweilen von Tieren oder deren Fleisch usw. gestatten und sind dann berechtigt, hierfür eine Gebühr zu erheben. Weitere Gebühren können erhoben werden für Räume, Sondereinrichtungen usw., die zu anderen als reinen Schlachtzwecken und kaltem Abwaschen der Abfälle den Beteiligten zur Verfügung gestellt werden. Die Lieferung des kalten Wassers sowie die allgemeine Reinigung und Desinfektion kommt der Gemeinde zu, das Waschen der Schlachtstände und Schlachtgeräte sowie der Kleider ist Sache der Schlächter. Die Beamten des Gesundheitsdienstes haben während der Arbeitsstunden freien Zutritt in die Schlachthäuser. (Ausführungsbestimmungen vom 24. August 1908 [1]) zum Schlachthausgesetz vom 8. Januar 1905.)

Die Überwachung der Fleischbeschau und der öffentlichen und privaten Schlachthäuser ist den Departementstierärzten nach Artikel 1 Nr. 4 des Gesetzes, betreffend die Bekämpfung von Viehseuchen, vom 12. Januar 1909 [2]) übertragen.

Durch Runderlaß des Landwirtschaftsministers vom 25. Juli 1908 ist bezüglich der Durchführung der Schlachtvieh- und Fleischbeschau nachstehendes vorgeschrieben:

Die Fleischbeschau hat sich auf alle Orte, wo Fleisch für den menschlichen Genuß geschlachtet wird, zu beziehen und auf alles Fleisch, das in der Gemeinde geschlachtet oder daselbst nur auf den Markt gebracht wird. Sie hat sich insbesondere auf die Privatschlächtereien und alles zum Konsum bestimmte Fleisch zu erstrecken und wird ausgeführt von einem von der Gemeinde ernannten und vom Präfekten genehmigten Tierarzt. Diesem Veterinärinspektor ist ein Fleischbeschauer beigegeben, der die Schlachttiere lebend und nach dem Schlachten untersucht. Sobald der Fleischbeschauer krankhafte Veränderungen der Eingeweide oder des Fleisches feststellt und

[1]) Veröffentl. d. Kaiserl. Gesundheitsamts 1909, S. 250. — [2]) Desgl. 1909, S. 401.

sich zwischen ihm und den Beteiligten Meinungsverschiedenheiten ergeben, ist durch Vermittlung der Ortsbehörde der Tierarzt zur Entscheidung zu berufen.

Jede beabsichtigte Schlachtung ist vorher der Ortsbehörde auf einem bestimmten Formular anzumelden unter Angabe des Beginns und der Dauer der Schlachtung. Bei Unfällen kann die Notschlachtung dringenden Falls erst nachträglich angezeigt werden.

Auf keinen Fall darf irgend ein Teil der Tiere oder ihrer Organe entfernt werden, ehe die Fleischbeschau vorgenommen ist; auch Brust- und Bauchfell dürfen nicht entfernt oder abgeschabt werden. Fleisch von außerhalb des Gemeindebezirks geschlachteten Tieren darf zum Verkauf auf Gemeindegebiet nur eingeliefert werden mit einem von einem Tierarzt, der der Schlachtung beigewohnt hat, ausgestellten Ursprungs- und Gesundheitszeugnis; es muß außerdem mit einem auf dem Zeugnis kopierten Zeichen abgestempelt sein. Von diesem Zeugniszwang befreit sind. 1. Abfall und Eingeweide, 2. abgestempelte Stücke von Marktfleisch, das von einem überwachten Schlachthaus stammt, 3. Fleisch in ganzen Vierteln mit anhängender Lunge beim Vorder-, anhängender Niere beim Hinterviertel und unverletztem Brust- und Bauchfell. Ohne Beschau und Stempelung durch den Ortsbeschaudienst dürfen Marktfleisch und Abfall nicht verkauft werden.

Fleisch, das zum menschlichen Genuß als geeignet befunden ist, wird mit einem mit dem Namen der Gemeinde und der Bezeichnung „Inspection sanitaire" und sonstigen für nötig erachteten Vermerk versehenen Rollstempel deutlich sichtbar abgestempelt; der Stempel ist auf jeder Seite des Tieres, auf der ganzen Länge der Wirbelsäule und der Gliedmaßen und, soweit tunlich, bei den großen Tieren auf den Flanken und Seiten aufzudrücken.

Zur menschlichen Ernährung ungeeignet befundenes Fleisch oder Organe werden beschlagnahmt und derart vergällt, daß sie zur menschlichen Ernährung nicht mehr verwendet werden können; bei Streitfällen entscheidet der Departementstierarzt oder, wenn der Beteiligte dem nicht zustimmt, das Gericht. Jede Beschlagnahme ist in ein besonderes Verzeichnis einzutragen mit Schlachtdatum, Signalement des Tieres, Name des Besitzers und Name und Wohnort des Verkäufers, Grund der Beschlagnahme, Bezeichnung, Gewicht und Wert der beschlagnahmten Teile und etwaigen zur Ausstellung eines Entschädigungsprotokolls nötigen Angaben. Jeder Seuchenfall, ob er zur Beschlagnahme Anlaß gibt oder nicht, ist vom Veterinärinspektor sofort mit Bezeichnung des Falles und Namens und Wohnorts des Verkäufers der Behörde zu melden.

Da Privatschlächtereien zu den „gefährlichen, ungesunden und unbequemen Betrieben zweiter Klasse" gehören, kann ihre Inbetriebsetzung nur nach vorheriger Genehmigung erfolgen; soweit sie nicht schon genehmigt sind, haben sie also binnen einer festzusetzenden Frist die vorgeschriebene Genehmigung zu erwirken, widrigenfalls sie zwangsweise Schließung zu gewärtigen haben.

Die Zahl der in Frankreich bestehenden öffentlichen Schlachthäuser wird 1910 auf rund 1000 angegeben. Von diesen waren kaum ein Dutzend den Anforderungen der Neuzeit entsprechend eingerichtet. Das Fleisch kann in der Regel nicht lange aufbewahrt werden, sondern muß in frischem Zustand, meist kaum zwei

Tage alt, verzehrt werden, zumal Kühlhäuser fast noch in keinem Schlachthause bestehen und die Fleischhandlungen fast durchweg nur mit Eisschränken ausgestattet sind.

Die noch vielfach bestehende Abneigung gegen Kühlhäuser rührt von der Furcht her, das Kühlwesen könne die Ringbildung im Fleischhandel fördern oder minderwertiger Ware den Absatz sichern. Größere Kühlanlagen sind neuerdings im Hafen von Marseille, namentlich auf Fleischeinfuhr aus Algier berechnet, sowie im Pariser Vorort Epinay von einer Aktiengesellschaft eingerichtet und auch für Häfen der Nordküste für die Überseeinfuhr und die Ausfuhr von Fleisch und Frühobst nach England vorgesehen worden. Ebenso machen die Eisenbahngesellschaften Versuche mit Kühlwagen und sind bestrebt, das Kühlwesen für die Erleichterung und Erhöhung der Lebensmittelzufuhren nach der Hauptstadt und in die Industriegegenden nutzbar und in ländlichen Kreisen bekannt zu machen.

Die Errichtung von Gau-Schlachthäusern, die das Schlachtvieh eines ganzen Bezirks aufnehmen und anstatt lebenden Viehes das Fleisch nach Paris senden sollen, wird, entweder als industrielles oder als bäuerlich genossenschaftliches Unternehmen gedacht, seit Jahren eifrig erörtert, ist bis jetzt aber nirgends Wirklichkeit geworden. Einige größere Städte, wie Lyon, Marseille, haben den Neubau von Schachthäusern begonnen oder beschlossen; Paris hat für Neubau und Vergrößerung des Schlachthofs La Villette 40 Millionen Franken in das Budget eingestellt und läßt z. Zt. Bauentwürfe ausarbeiten, in denen den bisher verpönten Kühlhäusern ein weiter Platz eingeräumt werden soll.

B. Ergebnisse der Schlachtvieh- und Fleischbeschau.

Die Ergebnisse der Schlachtvieh- und Fleischbeschau werden nicht allgemein und für das ganze Land festgestellt. Sie waren im Seinedepartement in bezug auf Tuberkulose folgende:

a) das prozentige Verhältnis der wegen Rindertuberkulose überwachten Ställe stieg von 1900 bis 1911 stetig von 17 auf 59% (1912: 48%) der gesamten Ställe,

b) von 1904 bis 1912 wurden der Tuberkulinprobe unterworfen 9943 Kühe, wovon 3517 (36%) reagierten.

c) In sämtlichen Schlachthäusern des Seinedepartements wurden im Jahre 1912: Rinder wegen Tuberkulose zugeführt 2988, Fälle von Tuberkulose festgestellt 5636.

C. Versorgung mit Fleisch und Fleischverbrauch.

Während Frankreich ein überwiegend Vieh ausführendes Land ist und seine Vieheinfuhr in der Hauptsache aus seinen nordafrikanischen Kolonien bewirkt, ist das Verhältnis beim Außenhandel mit Fleisch und Fleischwaren wesentlich anders.

Die Fleischeinfuhr Frankreichs war in den Jahren 1908 bis 1912 folgende:

Es wurden eingeführt	nach Gewicht in 1000 kg					nach Wert in 1000 Franken				
	1908	1909	1910	1911	1912	1908	1909	1910	1911	1912
Frisches Hammelfleisch	61	105	70	282	542	111	192	129	522	1003
„ Schweinefleisch	674	80	24	6096	3715	1125	127	39	10364	6316
„ Rind- und anderes Fleisch	1000	1216	1393	2505	2376	1480	1824	2228	4133	3920
Gesalzenes Schweinefleisch, Schinken, Speck	7140	4632	4190	8210	9487	13566	8569	7751	15600	18025
Gesalzenes Rind- und anderes Fleisch	355	211	45	36	42	341	202	44	36	42
Schweinefleischwaren	1515	1220	472	793	1181	4925	3966	1532	2616	3897
Totes Geflügel	1024	1036	869	1437	1538	2478	2507	2121	3508	3752
„ Tauben	22	29	27	30	25	79	100	93	106	87
„ Wild	1757	1549	1572	2122	2024	4778	4182	4246	5730	5465
Fleischkonserven in Büchsen . .	473	538	1195	1691	2284	947	1077	2508	3552	4797
Leberpasteten	34	36	35	42	60	408	436	415	509	722
Fleischextrakt	236	295	410	537	525	2359	2952	4098	5372	5246
Gedärme, trocken oder gesalzen . .	1480	1365	1466	1429	1481	2146	1979	2155	2090	2177

Ein Vergleich dieser Tabelle mit derjenigen der Fleischausfuhr (s. S. 242) läßt für die neuere Zeit eine starke Zunahme der Fleischeinfuhr und Verminderung der Fleischausfuhr erkennen, die sich namentlich bei Schweinefleisch und Hammelfleisch stark bemerkbar macht. Eine entschiedene Überlegenheit besteht hinsichtlich der französischen Geflügel-Ausfuhr, in geringerem Grade auch bei den Fleischkonserven, dagegen überwiegt die Einfuhr von Fleischextrakt und von Wild.

Als Herkunftsländer von frischem Fleische jeder Tiergattung kommen hauptsächlich in Betracht die Niederlande und Belgien. Rindfleisch wird von Holland nur in Einzelstücken — in den Jahren 1911 und 1910 jährlich 69 t Lendenbraten (Filet) und 154 bezw. 182 t Rückenstücke (aloyoux) — eingeführt; außerdem ist die Einfuhr von Nieren (1911: 54, 1910: 108 t) und Rindshirn 1911: 151, 1910: 106 t) aus Holland nennenswert. An der Einfuhr von Rückenstücken, die mit insgesamt 1082 t in 1911, 969 t in 1910 die Hauptform der Fleischeinfuhr darstellt, beteiligt sich mit beträchtlichen Ziffern Argentinien (1911: 663, 1910: 370 t), mit etwas geringeren die Schweiz (1911: 262, 1910: 404 t); außerdem zuweilen Italien 1910: 12 t) und neuerdings auch Australien (1911: 1,3 t). Auch in Hammelfleisch beteiligt sich seit 1911 (71 t) Argentinien an der Einfuhr. Mit bescheideneren Ziffern sind noch zu nennen: England für Hammelfleisch (1911: 14 t, 1910: 1 t), und Schweinefleisch (1911: 4 t) sowie zuweilen auch Deutschland für Schweinefleisch (1911: 59 t). Die Kolonien kamen für die Einfuhr frischen Fleisches bisher wenig in Betracht.

Die Einfuhr von gesalzenem Schweinefleisch, Schinken und Speck ist die bedeutendste von allen und hat sich in den letzten zehn Jahren mehr als verdoppelt. Ein großer, aber keineswegs der Hauptteil dieser Einfuhr stammt aus den Vereinigten Staaten von Amerika, deren Sendungen jedoch häufig von denjenigen aus europäischen Ländern übertroffen werden.

Die Beteiligung der einzelnen Länder an der Einfuhr von gesalzenem Schweinefleisch, Schinken und Speck nach Frankreich in den Jahren 1906 bis 1911 war (in 1000 kg) folgende:

Es wurden t eingeführt aus	Groß-Britannien	Irland	Deutschland	Belgien	Holland	Österreich	Serbien	Türkei	Vereinigte Staaten	Andere Länder	Insgesamt
im Jahre 1906	1465	436	796	557	27	193	64	68	12	1412	5031
„ „ 1907	2060	689	887	702	65	229	2106	—	1077	1131	8944
„ „ 1908	1611	694	1072	889	82	243	931	742	762	114	7140
„ „ 1909	1411	770	1001	890	64	250	—	35	36	175	4632
„ „ 1910	1039	736	1147	754	71	248	—	8	20	167	4190
„ „ 1911	1704	703	1412	948	209	299	—	154	2380	400	8210

Die Einfuhr des gesalzenen Schweinefleisches aus den Vereinigten Staaten geschah früher hauptsächlich über Boulogne-s.-M., neuerdings mehr über Marseille, Bordeaux und Le Havre.

Wieviel neben diesen Einfuhren an inländischem Fleische der französischen Bevölkerung zur Verfügung steht, läßt sich mangels geeigneter Erhebungen über die ausgeführten Schlachtungen mit einiger Sicherheit nicht angeben. Bis jetzt ist es nur möglich, über die in den gemeindlichen Schlachthäusern des Landes ausgeführten Schlachtungen zahlenmäßige Angaben zu erhalten.

In den Gemeinde-Schlachthäusern Frankreichs wurden geschlachtet:

In den Jahren	Rinder	Kälber	Schafe	Ziegen	Schweine	Pferde, Esel, Maultiere
1909	1 168 054	1 867 186	5 422 726	256 522	2 104 622	146 618
1910	1 185 168	1 953 799	5 804 451	187 838	2 251 960	145 196

Da aber die in den Privatschlächtereien vorgenommenen Schlachtungen, über die keine Erhebungen bestehen, bis jetzt die an Zahl weit überwiegenden sind, so geben diese Schlachtziffern nur ein unvollständiges Bild von dem tatsächlichen Fleischverbrauch in Frankreich.

Dagegen läßt sich aus den statistischen Angaben über den Fleischverbrauch von Paris und des übrigen Seine-Departements ein Einblick in die Umsatzverhältnisse dieses wichtigen Fleischabsatzgebiets gewinnen.

Es wurde (in 1000 kg) Fleisch eingeführt in Paris (Octroi) in den Jahren 1902 bis 1912:

Im Jahre	Fleisch von Rindern und Schafen			Schweinefleisch				im ganzen Schlachtfleisch	Fleisch von Pferden, Eseln, Maultieren	Geflügel und Wild
	aus den Schlachthäusern (von La Villette u. Vaugirard)	von außerhalb	im ganzen	aus den städtischen Schlachthäusern	von außerhalb		im ganzen			
					Fleisch	Fleischwaren				
1902	128 486	37 008	165 495	25 922	3 534	3 113	32 569	198 064	7 728	—
1903	123 712	38 042	161 754	26 942	4 161	3 118	34 221	195 975	9 151	—
1904	120 090	39 033	159 123	27 984	4 670	3 191	35 845	194 968	10 797	—
1905	119 002	40 408	159 409	28 241	4 610	3 239	36 091	195 501	12 544	30 095
1906	122 553	42 613	165 166	28 513	3 875	3 287	35 675	200 840	13 496	29 674
1907	119 928	42 223	162 151	27 104	5 052	3 286	35 442	197 593	14 893	—
1908	116 039	41 420	157 459	27 887	4 630	3 566	36 083	193 542	14 495	29 928
1909	114 426	43 889	158 315	30 535	4 394	3 775	38 704	197 019	14 184	30 957
1910	113 858	46 248	160 106	32 781	4 181	3 856	40 819	200 925	13 704	30 811
1911	106 825	45 610	152 435	28 900	6 197	3 837	38 934	191 369	15 430	29 617
1912	110 424	47 236	157 660	29 074	5 157	3 968	38 200	195 860	14 889	30 868

Es läßt sich aus dieser Tabelle ersehen, daß *in Paris der Verbrauch von Schweine- und Pferdefleisch stetig zu-, derjenige von Rind- und Hammelfleisch ebenso stetig abnimmt*, daß ferner die *Zufuhren geschlachteten Fleisches* mit der Bahn und zu Wasser von außerhalb *jedes Jahr größer werden*, die Schlachtungen von Rind- und Hammelfleisch in Paris selbst sich auffallend vermindern. So ging in dem Zeitraum von 1900 bis 1912 der Zutrieb zurück in La Villette bei: Großvieh von 246 auf 222, Kälbern von 246 auf 236, Schafen von 1840 auf 1620 Tausend Stück. Dieser Rückgang hängt vielleicht mit gewissen ungünstigen Schlachthaus- und Transportverhältnissen zusammen und dürfte nach deren Verbesserung bald wieder einer Zunahme Platz machen, denn es ist kaum anzunehmen, daß sich die Stadt Paris die eigene Schlachtung seines Fleischbedarfs gänzlich aus der Hand nehmen läßt, selbst wenn die geplanten Gauschlachthäuser einmal in Betrieb sein sollten. Die Zunahme des Verbrauchs von Schweine- und Pferdefleisch wird durch die allgemeine Preissteigerung der Nahrungsmittel in den letzten Jahren veranlaßt.

Außer in den beiden großen Pariser Schlachthäusern (La Villette und Vaugirard) und in den Gemeindeschlachthäusern von Arcueil, Gentilly und Kremlin waren in den übrigen 61 Gemeinden des Seinedepartements im Jahre 1912 noch 83 Privatschlächtereien im Gange, in denen zusammen 13399 Stück Großvieh, 16622 Kälber, 66360 Schafe und 33089 Schweine, insgesamt also 129470 Stück Vieh geschlachtet wurden.

Die letzten amtlichen Erhebungen über den *Fleischverbrauch auf den Kopf der Bevölkerung* Frankreichs wurden im Jahre 1892 vorgenommen. Sie ergaben damals einen Verbrauch von 19 kg Rindfleisch, 4,2 kg Schaffleisch, 11,9 kg Schweinefleisch, im ganzen also 35,1 kg Fleisch, wovon für die Stadtbevölkerung 58,1 kg, für die Landbevölkerung 26,3 kg Fleisch auf den Kopf kamen. Neuere Schätzungen wollen 43 kg Fleisch durchschnittlich auf den Kopf errechnen, ohne aber dabei den reichlichen Geflügel-, Kaninchen- und Pferdefleisch-Verbrauch in Rechnung zu stellen.

D. Vieh- und Fleischpreise. Preisbildung. Zustandekommen der Preisnotierungen.

Da die inländische Erzeugung imstande ist, den Fleischbedarf des Landes zu decken, wird die Preisbildung für Vieh und Fleisch vom Ausland wenig beeinflußt. Der Preis bildet sich nach den Ergebnissen der Ernte, dem Stande des Futters und der Weiden, den Preisen der Mastmittel, dem Auftreten von Krankheiten, und wird innerhalb des Jahres durch die erhöhte Nachfrage (besonders vor Festtagen) oder das verstärkte Angebot (vor Beginn des Winters oder bei Futtermangel) beeinflußt.

Der Preis wird in Paris gemacht; der Viehmarkt von La Villette und die Pariser Zentral-Markthallen mit ihren wohlorganisierten Händler-Vereinigungen bilden einen Preis-Regulator, nach dem sich das ganze Land richtet. Auf dem platten Lande werden häufig Terminverkäufe auf Grundlage der (späteren) Pariser Preisnotierung abgeschlossen. Die Viehpreisnotierung in La Villette ist bis ins einzelne sorgfältig und entspricht dem praktischen Bedürfnis; sie erstreckt sich nicht nur auf die Qualitäten der verschiedenen Tiergattungen, sondern auch auf die Herkunftsgegenden und Viehschläge. Die Notierung der Fleischpreise bezieht sich auf bestimmte Teile des Körpers und verschiedene Qualitäten.

Bei der Notierung der Viehpreise ist zu unterscheiden die amtliche und die im Handelsteil (mercurial) bestimmter Fachblätter veröffentlichte Preisnotierung. Die amtliche Feststellung der Preise geschieht durch für jede Viehgattung besonders aufgestellte Polizeikommissare, die sich bei angesehenen Käufern und Verkäufern sowie allenthalben auf dem Markte erkundigen und aus ihren Erhebungen das Mittel ziehen. Für jede Tiergattung werden festgesetzt: Die Preise für I., II. und III. Qualität sowie der höchste und der niedrigste Preis. Die ermittelten Stückpreise des lebenden Viehs werden dabei auf den Kilogrammpreis des Schlachtgewichts (der vier Viertel) umgerechnet, indem als Schlachtertrag angenommen wird: bei Ochsen I. Qualität 60%, II. Qualität 55%, III. Qualität 50%; bei Kälbern I. Qualität 62%, II. Qualität 58%, III. Qualität 55%, bei Hammeln I. Qualität 52%, II. Qualität 47%, III. Qualität 42%; bei Kühen und Schafen jeweils weniger. Bei Schweinen wird als Schlachtertrag — Kopf und Füße abgeschnitten — 68 bis 72% je nach Qualität angenommen. Gehandelt wird zwar hauptsächlich (bei Schweinen immer) nach dem lebenden Stück, der Käufer läßt sich aber dabei vom Schlachtgewichtspreis bestimmen; er errechnet sich unter Besichtigen und Betasten des Schlachttieres, wieviel Schlachtertrag sich dabei aus dem Tier herausschlachten läßt, und bietet danach den Stückpreis. Haut und Abfälle werden bei dieser Preisbestimmung nicht berücksichtigt, sie zählen als Unkostenersatz.

Die Fachzeitungen lassen die Preise ermitteln durch besondere Redakteure, die den Markt seit langem kennen und den Kurs auf Grund eingehender Erkundigungen „nach dem Gefühl“ festsetzen. Diese Merkurial-Notierungen genießen volles Ansehen bei den Lesern der betreffenden Fachzeitungen. Besonders beliebt sind diejenigen des „Fermier“, da sie die obersten und untersten Preisstufen der Tiere in den verschiedenen Landesteilen (Normands, Charentais, Limousins, Marchois usw.) bei Rindern und Schafen (für $^1/_2$ kg) angeben und dadurch den Landwirt in den betreffenden Provinzgegenden in den Stand setzen, den Bewegungen des Viehmarktes leichter zu folgen.

Die Jahresdurchschnitte der auf die oben angegebene Weise notierten Viehpreise in La Villette sind in der nachfolgenden Tabelle für die letzten fünf Jahre zusammengestellt.

Es betrug (in Frank) in La Villette der Viehpreis im Jahresdurchschnitt für das Kilogramm Schlachtgewicht:

Im Jahre	Ochsen	Stiere	Kühe	Kälber	Schafe	Schweine
1908	1,50	1,30	1,44	1,97	2,04	1,67
1909	1,48	1,33	1,46	1,88	2,00	1,44
1910	1,56	1,34	1,55	1,99	2,07	1,55
1911	1,66	1,45	1,63	2,17	2,21	1,93
1912	1,66	1,47	1,62	2,02	2,18	2,10

In den einzelnen Departements werden die Nahrungsmittelpreise seitens der Departementslandwirtschaftslehrer nach den Notierungen der Fachpresse festgestellt und von den Präfekten dem Landwirtschaftsministerium eingesandt, woselbst aus diesen Angaben ein Landesdurchschnittspreis ermittelt wird.

Es betrug im Durchschnitt der 20 Jahre von 1892 bis 1911 sowie in den fünf Jahren 1907 bis 1911 dieser Landesdurchschnittspreis in Frank für das Kilogramm:

Im Jahre	Ochsenfleisch	Kuhfleisch	Kalbfleisch	Hammelfleisch	Schweinefleisch
1892—1911 durchschn.	1,61	1,49	1,78	1,89	1,60
1907	1,64	1,52	1,87	1,84	1,76
1908	1,68	1,57	1,97	2,04	1,81
1909	1,71	1,60	1,95	2,04	1,72
1910	1,73	1,70	1,99	2,05	1,75
1911	1,80	1,70	2,08	2,14	1,96

Die Departements, deren Fleischpreise wesentlich über diesen Landesdurchschnitt hinausgehen, befinden sich namentlich in dem weinbautreibenden Südwesten und in den Alpengegenden des Landes, diejenigen mit den niedrigsten Fleischpreisen sind: Corsica, Aude, Hautes-Pyrénées und die Departements der alten Bretagne; die um Paris liegenden Departements kommen mit ihren Fleischpreisen dem Landesdurchschnitt ziemlich nahe.

In den Pariser Zentralmarkthallen werden die Preise in jeder Abteilung durch eine aus je drei Bevollmächtigten und dem Polizei-Inspektor zusammengesetzte Kommission notiert.

Es wurde (in Frank) durchschnittlich jährlich bezahlt im Großeinkauf für das Kilogramm:

Im Jahre	Ochsenfleisch			Kalbfleisch		Hammelfleisch			Schweinefleisch			Der gesamte Fleischumsatz betrug in 1000 kg
	Lenden- und Rückenstück	Hinter-viertel	Vorder-viertel	Schulter und Schlegel	Ganzstück 2. Qual.	Schlegel	Vorder-viertel	Ganzstück 2. Qual.	Filets	Schinken	Ganzstück 2. Qual.	
1908	1,93	1,35	0,98	1,87	1,65	2,12	2,82	1,87	1,75	—	1,56	51,148
1909	1,93	1,31	0,87	1,76	1,56	2,16	2,82	1,86	1,64	—	1,32	54,715
1910	1,91	1,31	0,86	1,86	1,62	2,12	2,92	1,81	1,67	1,55	1,20	57,017
1911	2,00	1,46	1,04	2,04	1,79	2,19	3,15	1,91	1,93	1,75	1,53	55,065
1912	1,97	1,38	1,00	1,98	1,69	2,28	3,11	1,91	2,01	1,80	1,60	57,293

Diese Preise sind diejenigen, die die Kleinschlächter, Fleischladenbesitzer, Gast- und Speisewirte und anderen Großkonsumenten an die Fleisch-Großhändler oder die Hallen-Bevollmächtigten zu bezahlen haben, sofern sie sich in den Zentralmarkthallen mit ihrer Ware versorgen. Die Anzahl der Kleinschlächter ist in Paris von 2137 im Jahre 1911 auf 2101 im Jahre 1912 zurückgegangen und beträgt somit je 1 auf 1350 Einwohner der Stadt.

Die in den Kleinschlächtereien bezahlten Fleischpreise wurden in einer Anzahl der wichtigsten unter ihnen erhoben und dabei die im Oktober bezahlten als zum Vergleich innerhalb der letzten fünf Jahre am geeignetsten erkannt. Diese Kleinhandels-Fleischpreise für gute Qualität waren in den Jahren 1908 bis 1912 folgende (für $^1/_2$ kg in Centimen):

Es wurde bezahlt je im Monat Oktober	Ochsenfleisch					Kalbfleisch				Hammelfleisch				Schweinefleisch			
	Lendenbraten (Filet)	Lendenstück	Scheibe	Schulterblatt	Bruststück	Nuß	Rippenstück	Bruststück	Schulter-stück	Keule	Filet	Schulter-stück	Bruststück	Rücken	Rippen	Filet	Fett
1908	230	195	105	85	70	145	135	105	125	135	145	110	65	100	110	120	100
1909	230	185	105	85	70	145	135	105	125	135	145	110	65	100	110	120	100
1910	230	190	100	85	70	150	135	110	125	135	145	115	65	100	110	120	100
1911	245	215	110	90	70	195	145	115	130	155	160	125	75	110	120	130	110
1912	240	210	115	95	70	205	145	115	140	155	165	120	75	120	130	140	110

Die Kleinhandelsfleischpreise sind in Paris je nach der Stadtgegend sehr verschieden und in der Regel für erste Qualität sehr hoch, für geringere Qualitäten dagegen auffallend niedrig.

Im allgemeinen läßt sich aus den Preiszusammenstellungen erkennen, daß die Vieh- und Fleischpreise im stetigen Steigen begriffen sind und sich namentlich im Jahre 1911 zu Teuerungspreisen ausgewachsen haben. Diese Preissteigerung hat nicht allein ihren Grund in den ungünstigen Ernte- und Witterungsverhältnissen, sie wurde schon seit Jahren vom Konsumenten selbst vorbereitet durch die der Aufzucht und Vermehrung nicht förderliche Bevorzugung des Fleisches ganz junger Tiere und durch die erhöhten Ansprüche, die er an die Ausstattung der Schlächterladen und an die Bedienung beim Fleischeinkauf zu stellen sich gewöhnt hat.

E. Verbote und Beschränkungen der Ein- und Durchfuhr von Fleisch und Fetten.

Gemäß Artikel 2 des Gesetzes vom 5. April 1887[1]) ist in Frankreich ein Untersuchungsdienst für einzuführendes frisches Fleisch an der Grenze eingerichtet und eine vom Einführenden zu erlegende Untersuchungsgebühr vorgeschrieben worden. Das Gesetz vom 24. Juni 1889 erweitert diese Bestimmung dahin, daß als Grenze die geographische Grenze anzusehen ist und daß die Untersuchung an der Grenze diejenige am Verbrauchsort nicht ausschließt oder beinflußt.

Die Ausführungsbestimmungen vom 26. Mai 1888 zum Gesetz vom 5. April 1887 nennen die Grenzzollämter, über die ausschließlich Fleisch nach vorheriger Untersuchung eingeführt werden darf und setzen die Untersuchungsgebühr auf 1 Frank für den Doppelzentner (100 kg) oder Bruchteile desselben fest.

Eine Verordnung vom 12. April 1890 entzieht dem Minister des Innern und unterstellt dem Landwirtschaftsminister den Grenzuntersuchungsdienst für frisches Fleisch.

Die Präsidialverordnung, betreffend die oben erwähnten Ausführungsbestimmungen, vom 26. Mai 1888[2]) bestimmt ferner:

Bei der Einfuhr von Rind- und Schweinefleisch sind die Tiere als Ganzes oder nach Schlachtgebrauch in Hälften oder Vierteln zerlegt vorzuweisen, und die verschiedenen Stücke müssen sich untereinander genau ansetzen lassen mit natürlich anhängender Lunge; die Innenwände der Brust- und Bauchhöhle dürfen keine Kratz- oder Schabespuren aufweisen. Zur Einfuhr in einzelnen Stücken werden jedoch zugelassen besondere Fleischstücke von Rindfleisch und bestimmte Organe von Rindern, Schafen und Schweinen.

Die Lage der hierunter fallenden Rücken- und Lendenstücke wird durch Runderlaß vom 20. Januar 1910 genau abgegrenzt und dabei bestimmt, daß Lendenstücke, die sich nicht auf die abgegrenzten Partien beschränken, zurückzuweisen sind, daß aber auf Antrag der Einführenden die übergreifenden Teile abgetrennt und zurückgeschickt oder an ein Wohltätigkeitsinstitut gegeben werden können. Es werden ferner ebenfalls in einzelnen Stücken zugelassen gemäß der Verordnungen der Regierung vom 12. Oktober 1906[3]) Rinderzungen, vom 7. April 1909[4]) Thymusdrüsen (sog. Kalbsmilch) sowie Nieren und Hirn von Rindern und Schafen und gemäß Verordnung vom

[1]) Veröffentl. d. Kaiserl. Gesundheitsamts 1887 S. 497. — [2]) Desgl. 1888 S. 443. — [3]) Desgl. 1907 S. 399. — [4]) Desgl. 1909 S. 776.

14. September 1909 von Schweinen sowie durch Verordnung vom 6. Januar 1912[1]) Kugel- und Schwanzstücke, einzeln oder zusammenhängend, an welchen sich keine Schabespuren befinden dürfen. Dieselbe Verordnung bestimmt, daß die Zungen mit den Schlundkopfteilen, Lymphdrüsen, Kehlkopf, etwa 1/3 der Luftröhre und ohne Schabespuren vorzulegen sind.

Frisches Hammelfleisch darf nach dem Gesetz vom 12. Januar 1892 nur in Vierteln zerlegt und mit dem an einem Vorderviertel hängenden Geschlinge eingeführt werden. Eine an die Grenzveterinärinspektoren ergangene Instruktion vom 26. Januar 1892 weist diese darauf hin, daß kein abgetrenntes Stück Hammelfleisch, kein ganzes Tier und kein Rumpf, von dem nicht alle vier Viertel vorgewiesen werden, zur Einfuhr zuzulassen, und daß unter Geschlinge Lunge, Herz und Leber, alle drei noch mit einander zusammen- und als ganzes am Viertel anhängend, zu verstehen sind.

Verboten ist die gesonderte Einfuhr der Eingeweide durch Rundschreiben vom 10. November 1888[2]) sowie die Einfuhr von mit Borax oder Borsäure behandeltem Fleische durch Rundschreiben des Ackerbauministers vom 30. März 1898[3]).

Verboten ist ferner durch Erlaß des Landwirtschaftsministers vom 10. Juni 1909[4]) die Einfuhr von frischem Pferde-, Esel- und Maultierfleische.

Die Einfuhr von frischem Schweinefleisch aus den Vereinigten Staaten von Amerika ist gemäß Verfügung des Landwirtschaftsministers vom 19. Februar 1902 verboten; dagegen ist durch Verordnung vom 4. Dezember 1891[5]) die Einfuhr gesalzenen Schweinefleisches aus den Vereinigten Staaten von Amerika über die Häfen von Dünkirchen, Havre, Bordeaux, Marseille und Boulogne-s.-Mer, Dieppe, Calais durch Verfügungen vom 31. Dezember 1891, vom 2. Dezember 1893[6]) und vom 30. August 1912 zugelassen und geregelt.

Die Durchfuhr von frischem oder durch ein Kälteverfahren frischerhaltenem Fleische durch Frankreich ist von Gesundheitsattest, Beschau und Beschaugebühr befreit; etwa vom Bestimmungsland zurückgewiesenes durchgeführtes Fleisch darf jedoch nicht in Frankreich bleiben (Verfügung des Landwirtschaftsministers vom 9. April 1912)[7]). Sache der Zollverwaltung ist es, die zu diesem Zwecke erforderlichen Maßnahmen zu treffen.

Frisches oder Kühlfleisch von Rindern, Schafen und Schweinen, das aus Algier oder aus anderen französischen Kolonien und Besitzungen stammt, ist beim Eintritt in Frankreich denselben Bedingungen, wie das vom Ausland kommende Fleisch unterworfen; falls es jedoch von einem beamteten Tierarzt, der der Schlachtung beigewohnt hat, abgestempelt und mit Gesundheitszeugnis versehen ist, kann es ohne anhängende Eingeweide oder bei Hammelfleisch in ganzen Tieren vorgelegt werden (Verfügung des Landwirtschaftsministers vom 22. Mai 1912).

---

[1]) Veröffentl. d. Kaiserl. Gesundheitsamts 1912 S. 422. — [2]) Desgl. 1889 S. 351. — [3]) Desgl. 1903 S. 513. — [4]) Desgl. 1909 S. 1006. — [5]) Desgl. 1891 S. 819. — [6]) Desgl. 1894 S. 60. — [7]) Desgl. 1912 S. 724.

F. Exportschlächtereien. Fleischausfuhr.

Exportschlächtereien bestehen in Frankreich nicht. Das zur Ausfuhr gelangende Fleisch ist außer der Beschau am Schlachtorte keinen weiteren Beschränkungen unterworfen.

Die Fleischausfuhr Frankreichs war in den Jahren 1908 bis 1912 folgende:

Es wurden ausgeführt	nach Gewicht in 1000 kg					nach Wert in 1000 Franken				
	1908	1909	1910	1911	1912	1908	1909	1910	1911	1912
Frisches Hammelfleisch	83	152	107	129	145	161	294	207	255	287
„ Schweinefleisch	17	804	2982	69	35	28	1286	4770	118	60
„ Rind- und anderes Fleisch	2598	2694	3109	3079	3302	3846	4148	5130	5389	5778
Gesalzenes Schweinefleisch, Schinken und Speck	932	2564	2971	881	687	1817	4872	5644	1719	1340
Gesalzenes Rind- und anderes Fleisch	71	53	76	140	168	68	51	74	140	168
Wurstwaren	460	448	540	469	555	1493	1457	1755	1547	1825
Totes Geflügel	5315	5746	5929	5574	5553	13660	13905	14467	13600	13497
„ Wild	16	15	144	43	73	44	42	388	115	197
Wildkonserven	38	40	48	48	49	301	316	382	382	390
Fleischkonserven in Büchsen	934	1219	1439	1737	1842	2147	2804	3454	4344	4606
Leberpasteten	119	127	162	162	197	1424	1518	1940	1939	2364
Fleischextrakt	20	47	38	25	53	202	467	382	252	422
Gedärme, frisch, trocken oder gesalzen	2630	2625	2523	2710	3030	3814	3806	3708	3894	4454

Als Bestimmungsländer kommen hauptsächlich in Betracht:

Großbritannien und namentlich für geschlachtetes Geflügel die Schweiz. Die Ausfuhr von geschlachteten Tauben ist unbedeutend; sie erreichte 1909 den Höchstwert von 1750 Franken, bleibt sonst aber in der Regel unterhalb eines Wertes von 1000 Franken.

G. Trichinenschau.

Eine besondere Untersuchung der geschlachteten Schweine auf Trichinen findet in Frankreich nicht statt.

H. Staatliche Schlachtviehversicherung.

Eine staatliche Schlachtviehversicherung ist bisher in Frankreich nicht eingerichtet worden. Dagegen wurde ein Gesetzesvorschlag, betreffend die Einrichtung einer obligatorischen staatlichen Versicherung gegen die Beschlagnahme bei Schlachtvieh, am 17. Mai 1909 (Drucksache Nr. 2482) in der Deputierten-Kammer eingebracht und an die Ackerbau-Kommission weitergegeben[1]).

Der Gesetzesvorschlag will die Versicherung auf sämtliche Schlachtviehbesitzer ausdehnen und die Verwaltung unter Staatskontrolle in die Hände der Departementstierärzte und der Departementsfinanzbehörde legen. Die Versicherungsbeiträge

[1]) Dieser Gesetzesvorschlag war im April 1914 noch nicht Gesetz geworden.

sollen in Form von zweiteiligen, in fünf Wertstufen käuflichen Versicherungsmarken eingezahlt werden; den Hauptteil der Marke übergibt der Besitzer datiert und unterschrieben dem Käufer, der seinerseits den zu Händen des Besitzers verbleibenden Kontrollabschnitt quittiert und den Besitzer dadurch von jedem Regreß bei etwaiger Beschlagnahme befreit. Die Wertstufen sollen alljährlich durch das Finanzgesetz festgelegt werden und für die beiden ersten Jahre betragen: für Rinder über 6 Monaten und mindestens 300 kg Lebendgewicht je 5 Fr., unter 300 kg 2,50 Fr., für Kälber (unter 6 Monaten) 75 Cts; für Schweine 75 Cts; für Schafe oder Ziegen 25 Cts; Tiere, bei denen infolge von Unfällen die Notschlachtung zu vollziehen ist, sind mit je 4 Marken zu versichern. Die Entschädigungsfeststellung liegt, unter Oberaufsicht des Departementstierarztes, einer dreigliederigen, aus dem Veterinärinspektor, dem Schlachthausverwalter und dem Gemeinderatsdelegierten bestehenden Kommission ob. Die Versicherungsentschädigung wird im allgemeinen nur für die vier Viertel (bei Rindern auch noch für Leber, Pansen und Bauchfell) und für Beschlagnahme von mehr als 2 kg gewährt; sie soll 90 % des Schätzungswertes der Beschlagnahme betragen und dem letzten Besitzer des Tieres vom Gemeindesteuereinnehmer auf Vorzeigen des von der Schätzungskommission unterschriebenen und vom Bürgermeister bestätigten Schätzungskoupons des Beschlagnahmeregisters ausbezahlt werden.